Le prolapsus
de la muqueuse de l'urètre

chez les petites filles

PAR

Le Dr Paul LAMBLIN

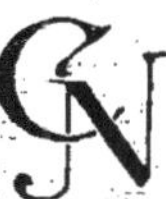

PARIS

C. NAUD, ÉDITEUR

3, RUE RACINE, 3

1903

Le prolapsus de la muqueuse de l'urètre chez les petites filles

PAR

Le Dr Paul LAMBLIN

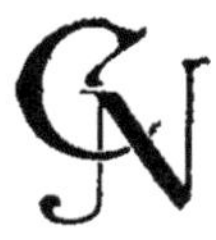

PARIS

C. NAUD, ÉDITEUR

3, RUE RACINE, 3

—

1903

A MADAME VEUVE CH. DÉMOGÉ

Témoignage de reconnaissance.

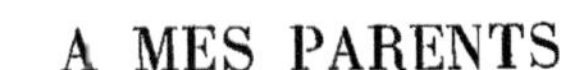

A MES PARENTS

INTRODUCTION

—

Le prolapsus de la muqueuse urétrale chez la femme a été déjà le sujet de travaux nombreux, et quatre thèses traitant la question ont été présentées depuis 1896.

Cette affection se rencontre surtout de 1 à 15 ans et offre à cet âge des caractères un peu particuliers. Sans avoir eu la prétention d'apporter dans cette étude des notions nouvelles, il nous a semblé intéressant de réunir un certain nombre de ces cas concernant les enfants.

Après avoir indiqué en quelques mots l'historique de la question et rappelé brièvement l'anatomie de l'urètre chez la femme, nous chercherons, dans les 36 observations rapportées, l'explication, le pourquoi et le comment probables du prolapsus de la muqueuse urétrale chez les petites filles. Puis nous essaierons de tracer le tableau symptomatique de cette affection et d'en faire ressortir les traits caractéristiques pour le diagnostic. Enfin nous réunirons quelques renseignements sur le traitement de ce prolapsus muqueux.

M. le Dr COMBY nous a donné l'idée première de ce travail et nous a communiqué deux observations inédites ; nous tenons à lui adresser ici nos plus vifs remerciements.

Nous n'oublierons pas la bienveillance, le dévouement et les savantes leçons de ceux qui furent nos maîtres dans les hôpitaux, tant à Dijon qu'à Paris ; nous leur devons beaucoup de reconnaissance pour ce qu'ils nous ont appris.

M. le Pr LANNELONGUE a bien voulu accepter la présidence de cette thèse ; nous le prions d'agréer l'expression de notre gratitude.

Nous gardons un souvenir ému des misères auprès desquelles nous avons fait notre éducation médicale ; puissions-nous avoir appris à soulager quelques-unes de celles que nous rencontrerons !

HISTORIQUE

Il faut remonter assez loin dans la littérature médicale pour trouver les premières observations publiées de prolapsus urétral chez les petites filles.

Morgagni, en 1751, parle de cette affection et rapporte ainsi une observation : « Une jeune fille d'environ 15 ans, d'une habitude de corps déjà cachectique depuis longtemps, ayant enfin été attaquée d'une maladie fort grave, passa les derniers jours de cette maladie et de sa vie dans l'hôpital de Padoue, où elle mourut, vers la fin de l'année 1750, d'une inflammation du poumon à ce qu'il parut. A l'examen du cadavre, on vit un petit corps rougeâtre qui s'élevait de l'orifice de l'urètre. Après avoir incisé le canal en long, je vis que ce n'était autre chose que sa tunique interne qui, tandis qu'elle était noirâtre dans toute sa partie supérieure par le sang qui distendait les vaisseaux sous-jacents, s'était renversée au dehors et formait ainsi une saillie. » (*De sedibus et causis morborum*, lettre L, n° 51.)

Tavignot, après avoir observé trois cas de prolapsus, fait en 1842, dans l'*Examinateur médical,* une étude intéressante de la question. Il indique déjà que c'est un accident plus fréquent chez les petites filles que chez les adultes, qu'un affaiblissement général de l'organisme y prédispose et que l'inflammation de l'urètre peut en être la cause efficiente.

En 1841, Guersant avait publié, dans la *Gazette des Hôpitaux,* l'observation avec autopsie d'une fillette de 8 ans qui présentait cette affection. En 1866, il fait paraître, dans le *Bulletin général de thérapeutique*, un travail d'ensemble sur le prolapsus urétral dont il avait vu 12 à 15 cas chez des enfants de 2 à 15 ans. Sur les causes qui déterminent la descente de la muqueuse, il écrit : « Celles que nous avons pu reconnaître sont pour nous des efforts réitérés, soit de toux, comme dans les quintes violentes de coqueluche, soit les bronchites chroniques avec toux fréquente, ou la constipation qui nécessite des efforts fréquents de défécation, ou enfin la débilité générale. Aussi nous avons constaté ces procidences de la muqueuse de l'urètre chez des petites filles affaiblies par diverses causes, principalement dans des cas de convalescence très longues à la suite de maladies aiguës et souvent dans les maladies chroniques. »

La question est désormais bien connue : les observations deviennent nombreuses, quoique les traités classiques n'en fassent guère mention encore.

Dans un mémoire très documenté, Kleinwachter, en 1891, réunit 100 observations dont 59 avec indication d'âge. Sur ces 59 malades, 39 avaient de 1 à 15 ans.

Dans les nombreuses thèses sur les polypes de l'urètre de la femme, il est presque toujours fait mention du prolapsus de la muqueuse qu'on distingue d'une façon très nette des autres tumeurs du méat. (Henry, *Thèse*, Paris, 1858 ; Thévenon, *Thèse*, Paris, 1869.)

Parfois, cependant, quelque confusion semble exister et parmi les multiples dénominations qu'on a appliquées aux tumeurs de l'urètre, on est embarrassé pour savoir ce qu'exactement les auteurs ont voulu désigner sous les noms différents de carnosités, excroissances, végétations charnues, fongosités, callosités, granulations de la muqueuse, hypertrophie de la muqueuse, hypertrophie papillaire, tumeurs hémorroïdales, tumeurs polypoïdes, etc., etc. On trouve même publiées sous le nom de polype de l'urètre ou d'urétrocèle quelques observations qu'on ne peut s'empêcher de classer comme observations de prolapsus urétral.

Une première thèse paraît en 1896 sur le prolapsus de la muqueuse urétrale. Dans ce travail, Pourtier rapporte 4 observations concernant des fillettes de 6 à 10 ans.

Dans le cours de l'année scolaire 1898-1899, deux thèses sont présentées sur le même sujet, l'une par Voillemin à Paris, l'autre par Cabrol à Montpellier. Ce sont deux travaux très documentés où sont rapportées quelques observations nouvelles.

Une quatrième thèse est présentée en 1899-1900, à Paris, par Mlle Rechniewska sur le prolapsus de la muqueuse urétrale chez la femme.

Mlle Rechniewska développe l'interprétation pathogénique énoncée par Singer, après Hutchinson et Richet, d'après laquelle le prolapsus de la muqueuse urétrale succéderait à la dilatation angiomateuse des vaisseaux de la muqueuse, comme le prolapsus du rectum peut succéder au développement des hémorroïdes.

Enfin les publications de M. Broca dans les *Annales*

de gynécologie, 1896, de MM. Puech et Ametler dans la *Gazette des hôpitaux,* 8 novembre 1898, la communication de M. Comby à la *Société médicale des hôpitaux,* son article dans le Traité des maladies des enfants, l'article du Traité de gynécologie de Labadie-Lagrave et Leguen, tout récemment M. Forgue dans son Manuel de pathologie externe vulgarisent la connaissance de cette affection.

ANATOMIE

Avant d'aller plus loin dans l'étude du prolapsus de la muqueuse de l'urètre, il est indispensable de rappeler des notions anatomiques qui éclairent le mécanisme de sa production.

L'urètre de la femme répond par son extrémité interne au col de la vessie. De ce point il va traverser l'aponévrose moyenne du périnée et arrive à la vulve après un trajet long de 3 centimètres, en moyenne, chez la femme adulte.

Son trajet, compris dans le plan médian antéro-postérieur, suit dans son ensemble une direction très voisine de la verticale, oblique de haut en bas, d'arrière en avant. Il suffit d'une antéversion légère du bassin pour que le jet d'urine tombe verticalement.

Le canal n'est pas rectiligne, mais décrit une très légère courbure, négligeable pour le cathétérisme, comprenant dans sa concavité la symphyse des pubis et répondant par sa convexité à la face antérieure du vagin.

Le calibre de ce canal, d'ailleurs très dilatable, n'est pas uniforme dans toute sa longueur. Comme renflé à sa partie moyenne où il présente un diamètre de 7 à 8 millimètres, il est plus étroit à son extrémité vésicale ; son extrémité vulvaire, qui représente son point le plus étroit, en même temps que le moins dilatable, offre un diamètre de 4 à 5 millimètres.

On a considéré à l'urètre deux portions principales : l'une intrapelvienne comprenant les 4/5ᵒˢ de sa longueur totale, située au-dessus de l'aponévrose périnéale moyenne ; l'autre située au-dessous et en avant de cette aponévrose et répondant au cinquième inférieur du canal.

En arrière, il repose dans toute son étendue sur la paroi vaginale antérieure, à laquelle il adhère en haut par l'intermédiaire d'un tissu cellulaire assez lâche (portion vaginale libre de Waldeyer), et dans ses 3/4 inférieurs d'une façon tellement intime qu'il fait pour ainsi dire corps avec elle (portion vaginale adhérente de Waldeyer).

De l'adossement de ces deux parois résulte la formation d'une cloison épaisse : la cloison urétro-vaginale.

En avant, l'urètre répond, de haut en bas, au plexus veineux de Santorini, aux deux feuillets de l'aponévrose périnéale moyenne, au constricteur du vagin et au plexus veineux qui siège au-dessous du clitoris.

Enfin sur les côtes du canal on trouve, encore de haut en bas, le plexus veineux de Santorini, l'aponévrose périnéale moyenne, le constricteur de la vulve, les racines du clitoris et les bulbes du vagin.

L'orifice vulvaire de l'urètre, le méat, est situé à la partie moyenne de la base du triangle vestibulaire, en avant du tubercule antérieur du vagin, à 20 millimètres de la symphyse pubienne chez l'adulte, et caché entre les petites et les grandes lèvres. Il se montre sous les aspects différents d'une fente sagittale, d'un orifice triangulaire, étoilé, etc. Il peut être difficile à trouver, apparaître au fond d'une dépression ou siéger sur la papille urétrale de Bergh dont il occupe le centre. Dans la plupart des cas, d'après Testut, tandis que la demi-circonférence antérieure de la papille urétrale est unie et lisse, sa demi-circonférence postérieure, plus saillante, est recouverte de rugosités qui peuvent être, dans certains cas, assez développées pour simuler de petites végétations et gêner l'opération du cathétérisme.

La surface interne de l'urètre, de coloration blanc cendré, présente des plis longitudinaux, transverses et obliques qui s'effacent par la distension.

La paroi de l'urètre se compose chez la femme des tuniques suivantes, ainsi superposées de dedans en dehors :

Tunique muqueuse : épithélium, chorion et glandes :

 — sous-muqueuse ;

 — musculaire lisse ;

 — musculaire striée.

La tunique muqueuse comprend un épithélium que les uns voient cylindrique ou prismatique stratifié, les autres pavimenteux stratifié.

Au-dessous de l'épithélium s'étale un derme très élastique et riche en papilles vasculaires.

Ce chorion contient près du méat quelques corpuscules lymphoïdes. Les glandes en grappe, peu nombreuses et mal différenciées, deviennent moins rares à mesure qu'on s'éloigne de la vessie et qu'on gagne la papille urétrale (Ch. Robin).

A noter encore la présence des deux glandes para-urétrales de Skene, situées de chaque côté de la paroi postérieure du segment inférieur de l'urètre, glandes dont les

canaux excréteurs débouchent à droite et à gauche du
méat.

La muqueuse est doublée d'un tissu conjonctif lâche,
la tunique sous-muqueuse qui l'unit à la tunique musculaire. Grâce à ce tissu conjonctif, elle se plisse et se dé-
plisse avec facilité (Testut).

L'existence de cette couche conjonctive lâche, niée
autrefois par Cruveilhier, puis par Follin et Duplay, semble
un fait aujourd'hui bien établi (Sappey, Tillaux, Testut,
Poirier, Rieffel), et Tillaux en fait ainsi ressortir l'importance dans la question qui nous occupe. « Les deux tuniques de l'urètre sont séparées l'une de l'autre par une
couche assez lâche de tissu conjonctif de telle sorte que la
muqueuse glisse assez facilement sur la musculeuse ; il
peut en résulter même, surtout chez les petites filles, un
prolapsus de la muqueuse par le méat urinaire, ainsi que
l'a observé Guersant. »

Cette tunique sous-muqueuse contient des veinules
nombreuses, plexiformes, dont la présence a fait décrire
à ce niveau une couche caverneuse (Rieffel).

La tunique musculaire lisse est constituée par un plan
interne de fibres longitudinales qui se continuent en haut
avec les fibres de la couche plexiforme de la vessie ; un plan
externe de fibres circulaires qui continuent jusqu'au méat
la couche des fibres circulaires du réservoir urinaire.
Comme la précédente, cette tunique présente un aspect
caverneux, grâce aux artérioles et aux gros canaux veineux
qui la traversent.

Enfin sur la surface externe de la tunique musculaire
lisse et fusionnée avec elle, s'ajoute une couche non con-

tinue et irrégulièrement distribuée de fibres musculaires striées. Du fait de l'existence de ces trousseaux musculaires, l'urètre de la femme est assez contractile ; quelques-uns entrent dans la constitution du constricteur de l'urètre et vont s'insérer derrière la symphyse des pubis. Cette insertion osseuse spéciale à l'homme jouerait un certain rôle dans le maintien de l'urètre féminin, qui, par sa situation verticale, aurait tendance à descendre.

L'union très étroite du canal de l'urètre et de la paroi antérieure du vagin, notée plus haut, et les relations de la musculature du conduit urinaire sur lesquelles nous venons d'insister, indiquent assez que le prolapsus ne saurait porter sur les couches externes du canal urétral, mais seulement sur sa tunique interne, sur sa muqueuse.

Cette muqueuse est fixée, dans la situation qu'elle occupe, par sa continuité avec la muqueuse de la vessie, par la couche sous-muqueuse, par les vaisseaux et les nerfs qui la nourrissent et l'innervent, par les glandes dont les conduits excréteurs sortent à travers elle, par le méat urinaire qui, étroit, la supporte, par sa tonicité, sa résistance, son élasticité, qui lui permettent de conserver sa longueur ou d'y revenir, par la contraction des fibres musculaires lisses et striées, urétrales et périurétrales qui l'enserrent.

Mais contre ces moyens de fixité luttent des forces contraires, les unes normales insuffisantes, les autres pathologiques, dont certaines peuvent déterminer son prolapsus.

Ainsi de par sa direction à peu près verticale, de par son trajet presque rectiligne, de par son rôle pendant la

miction, la muqueuse de l'urètre est invitée à descendre.
Un polype implanté sur elle et saillant au dehors l'attire-
rait en bas. Des pressions agissant par en haut pourraient
la pousser vers le méat et tendre à l'expulser au dehors :
urine, prolapsus vésical, effort de toux, etc... Pendant la
miction forcée se combinent et l'élévation de la tension
abdominale et le relâchement de la musculature intrin-
sèque et extrinsèque de l'urètre.

D'autre part, les moyens de fixité peuvent manquer
ou devenir défectueux, ou même contribuer activement à
la production du prolapsus. L'inflammation urétrale détermine, suivant une loi de pathologie générale bien connue,
un certain degré de paralysie des fibres musculaires voi-
sines, dont la tonicité et la contraction maintenaient en
l'enserrant le canal et sa muqueuse.

Dire inflammation, c'est dire infiltration leucocytaire
et séreuse, gonflement des parties et congestion des vaisseaux environnants qui repousseront le revêtement interne
du canal.

Enfin, à la suite de manœuvres de masturbation, comme
complication d'un polype de l'urètre, chez un enfant débilité, le méat peut se trouver dilaté ; la même disposition
pourrait être aussi congénitale. La muqueuse n'est plus
alors soutenue par l'étroitesse du méat ; privée de ce pessaire anatomique, elle pourra glisser plus facilement en
bas.

L'étude des observations, à l'article suivant, nous dira
si ces considérations théoriques, qu'on pourrait multi-
plier, déduites de l'anatomie de l'urètre, sont légitimes et
cadrent avec les constatations cliniques.

ETIOLOGIE. — PATHOGÉNIE

L'étiologie du prolapsus de la muqueuse de l'urètre chez la petite fille est complexe. Nombreux sont les auteurs qui ont recherché les causes prédisposantes et efficientes de cette affection et nombreux sont les facteurs incriminés.

Sans accepter d'une façon exclusive l'une des théories émises, nous serons éclectiques en prenant dans chacune ce qu'elle offre de plus rationnel et de mieux en rapport avec l'étude des faits vus et des observations connues.

Quoique moins exposée que l'adulte aux traumatismes et aux infections des organes génitaux, la petite fille présente cependant plus souvent cet accident.

La statistique de Kleinwächter indique sur 59 cas les proportions suivantes :

1 à 15 ans.	39 cas	66 pour 100
22 à 37 —	7 —	11 —
47 à 75 —	13 —	22 —

Avec les observations nouvelles qu'il ajoute Voillemin donne :

1 à 15 ans.	54 cas	60 pour 100
22 à 38 —	11 —	12 —
40 à 75 —	25 —	27,7 —

Lamblin.   2

On a cherché à expliquer cette prédisposition plus grande au prolapsus urétral par une moindre tonicité des tissus que l'on rencontrerait dans l'enfance comme dans la vieillesse. On a mis en cause des rapports un peu particuliers qu'affecteraient chez les petites filles la vessie et l'urètre (Kleinwächter). Une malformation congénitale de l'urètre pourrait être supposée cause du glissement de la muqueuse et, par la même raison, de sa production dans les premières années de la vie. L'enfant, dont les éléments lymphatiques et glandulaires sont si sensibles, serait aussi par ses glandes urétrales et les corpuscules lymphoïdes de son méat, prédisposée au gonflement inflammatoire de sa muqueuse urétro-vulvaire.

On pourrait encore incriminer le peu de souci qu'ont les enfants de leur propreté et de l'état de leurs parties génitales; ou des habitudes commençantes de masturbation, etc., etc.

En vérité, de telles explications ne sont pas satisfaisantes et il nous faut avouer que nous ne savons pas exactement jusqu'ici pourquoi les statistiques indiquent plus de cas chez les enfants de 1 à 15 ans que chez les femmes plus âgées.

En relevant l'âge des fillettes dont nous avons réuni les observations nous trouvons que les cas se répartissent ainsi :

12 mois.	1 cas
30 —	1 —
5 ans.	1 —
6 —	6 —
7 —	1 —
8 —	6 —
9 —	3 —

10 ans.	7 cas
11 —	7 —
12 —	1 —
13 —	1 —.
15 —	1 —

Dans ce tableau il est remarquable que le plus grand nombre de faits concernent des fillettes de 6 à 11 ans. Est-ce qu'au-dessous de 6 ans l'enfant est surveillée de plus près par sa mère? qu'au-dessus de 11 ans s'approche l'époque de la menstruation avec les quelques précautions dont on l'entoure? Que de 6 à 11 ans c'est l'âge de la plus grande activité physique pour une petite fille à laquelle les convenances sociales n'ont pas encore imposé la retenue des années qui suivront?

Ce sont comme précédemment de simples hypothèses qui ne s'appliqueraient d'ailleurs pas à tous les cas, puisque par exemple nombre d'enfants atteintes sont de petites malades plus ou moins affaiblies, immobilisées au lit et par conséquent peu actives.

Si, laissant de côté la répartition du prolapsus muqueux urétral suivant les âges, on cherche dans les 36 observations que nous réunissons, des données sur les causes mêmes du prolapsus, on trouve d'abord que l'étiologie de l'accident ne semble pas avoir été toujours recherchée ou indiquée avec soin, et d'autre part on constate que les commémoratifs et les causes supposées sont très différentes suivant les cas.

Dans six observations ou dans leur compte rendu nous ne trouvons aucun renseignement étiologique (Obs. VI, IX, XI, XXII, XXXII, XXXIII). Dans trois autres, il est seulement noté que les enfants étaient en bonne santé et bien développés (Obs. XXII, XXV, XXVIII). C'est dire que dans ces neuf cas (25 pour 100) le prolapsus reste inexpliqué. Nous tenions à signaler ce fait pour bien établir que la pathogénie de cet accident est encore incomplètement connue et que les essais d'explication qui suivent sont loin de s'appliquer à tous les cas. Des examens plus attentifs auraient permis peut-être de rapprocher certains de ces cas de ceux catalogués plus loin ; peut-être aussi auraient-ils fait découvrir sur le déplacement de la muqueuse urétrale des notions restées inconnues que de nouvelles recherches établiront.

Restent vingt-sept observations qui n'élucident certes pas complètement la question, mais qui n'en sont pas moins pour la plupart fort instructives. Nous les rangerons en trois groupes d'après les caractères du facteur pathogénique dominant :

Prolapsus se présentant avec un état général mauvais ;

Prolapsus précédés d'accidents inflammatoires de la vulve et de l'urètre ;

Prolapsus qui semblent sous la dépendance de causes mécaniques.

Ce groupement ressort assez nettement de l'étude des observations, et toutes y trouvent leur place.

I. — *Prolapsus se présentant avec un état général mauvais.* — Patron (Obs. III) signale la complexion délicate de sa malade. L'enfant de l'observation VIII portait au cou des cicatrices non douteuses d'abcès ganglionnaires suppurés, stigmates de scrofule. Celles de l'observation XII est de constitution chétive, remarquent Cuzzi et Résinelli. Les mêmes observateurs notent chez la malade suivante (Obs. XIII) un peu d'amaigrissement, un thorax petit, de l'atrophie des masses musculaires, un pannicule adipeux sous-cutané peu abondant.

Hollander signale l'atonie du revêtement cutané, l'atonie de l'orifice anal et du méat (Obs. XXVI). La malade de Singer (Obs. XXVII) est anémique; celle de l'observation XXIX est pâle, de constitution faible, de petite taille pour son âge. Celle de l'observation XXXI est faible et anémique.

Parmi les causes de débilité on peut ranger en bonne place chez les enfants, comme chez les adultes, la tuberculose et justement nous trouvons à ajouter quatre observations de prolapsus chez des tuberculeuses plus ou moins avancées. Le cas de Morgagni semble mériter assez sa place ici (Obs. I).

L'autopsie de la malade de Guersant (Obs. II) complète le diagnostic de tuberculose étendue. Peut-on hésiter à ranger aussi parmi les tuberculeuses la fillette de constitution faible, pâle, cyphotique, qui tousse souvent (Obs. XXIII)?

La petite fille, vue par Puech et Ametler, pâle, maigre, d'apparence chétive, soignée pour un mal de Pott lombaire, est bien atteinte de la même maladie (Obs. XXIV).

MM. Gilbert et Fournier ont attiré l'attention tout récemment sur la diminution de tonicité des tissus dès le début de la tuberculose; et dans le cours de son évolution on sait combien l'émaciation devient considérable. C'est par conséquent un état bien capable de prédisposer au glissement de la muqueuse urétrale à travers le méat.

La fillette de l'observation XXIV, tuberculeuse avérée, fille d'un père tuberculeux et d'une mère atteinte de luxation congénitale de la hanche, avait eu précédemment un prolapsus rectal. Il est intéressant de rapprocher ces deux accidents pour les mettre l'un et l'autre sous la dépendance de mêmes causes étiologiques : dégénérescence organique acquise du fait d'une tuberculose en évolution et dégénérescence héréditaire du fait d'un père tuberculeux.

L'élément héréditaire et familial se trouve encore mis en évidence dans d'autres observations, et elles ne nous semblent pas déplacées auprès de celles où la hernie de la muqueuse de l'urètre par le méat est sous la dépendance d'un état dyscrasique défavorable au bon maintien des tissus.

Lorsqu'elle était enfant, la mère de la fillette observée par Giulini (Obs. XV) avait eu, elle aussi, un prolapsus de la muqueuse de l'urètre.

Deux des cas rapportés par Cuzzi et Résinelli concernaient deux sœurs atteintes à quelques mois d'intervalle de la même affection (Obs. XIII, XIV).

Il y a sans doute malformation locale, et sans doute aussi malformation dans la résistance générale des tissus.

Bref, nous trouvons au moins douze cas sur trente-six pour lesquels nous pouvons incriminer l'état défectueux de la santé et l'affaiblissement histologique qui en résulte. Il est impossible de ne pas accorder à cette constatation une grosse importance dans l'étiologie du prolapsus.

Ce n'est pas en l'espèce une constatation nouvelle.

Tavignot en 1842 avait remarqué qu'une faiblesse générale préexiste chez un grand nombre de malades. Guersant, dans le *Bulletin médical de thérapeutique* en 1866,
écrivait : « Nous avons constaté ces procidences de la
muqueuse de l'urètre chez des petites filles affaiblies par
diverses causes, principalement dans des cas de convalescence très longue, à la suite des maladies aiguës et dans
les maladies chroniques. » A la *Société de médecine pra-
tique* il disait dans la même année : « J'ai observé douze à
quinze cas de chute de l'urètre chez des petites filles, en
général d'une santé peu robuste. » Mallez disait de même
avoir observé ce prolapsus chez des enfants affaiblies.

II. — *Prolapsus précédés d'accidents inflammatoires de la vulve et de l'urètre.* — Cinq enfants ont présenté avant l'apparition de la tumeur du méat de la vulvo-
vaginite blennorrhagique ou non, plus ou moins négligée,
et parfois aggravée par la fatigue, les marches prolongées
comme dans le cas observé chez M. Comby (Obs. VII, X,
XVII, XXXIV, XXXVI).

L'inflammation de la vulve porte sur la papille urétrale, sur le méat et plus ou moins haut dans le canal de
l'urètre. Les corpuscules lymphoïdes et les glandes, plus
nombreux à cette extrémité du canal, sont vite atteints ; la
muqueuse se gonfle, les vaisseaux se congestionnent et
augmentent son volume dans de telles proportions qu'à
un moment donné elle doit ou repousser les fibres musculaires qui l'enserrent, ou se laisser en quelque sorte énu-
cléer par eux à travers le méat rendu plus dilatable par
l'infiltrat inflammatoire. Infection lymphatique et glan-

dulaire, et congestion consécutive vont de pair pour produire le prolapsus ; on les retrouve de la façon la plus
nette dans l'examen histologique des tumeurs formées. Ce
sont, en effet, des tumeurs angiomateuses qui peuvent
contenir dans les conduits glandulaires des microbes
comme le gonocoque de Neisser.

L'inflammation du méat et de l'urètre a pour conséquence de la douleur, de plus fréquents besoins d'uriner,
des efforts de miction ; et le prolapsus urétral se constitue
comme se constituerait dans les mêmes conditions un
prolapsus rectal.

III. — *Prolapsus qui semblent dépendre de causes
mécaniques.* — D'après Wohlgemuth (*Deuts. Med.
Wochen.*, 1897) l'affaiblissement général, l'inflammation
ne jouent qu'un rôle très effacé dans la production du
prolapsus. Cet auteur cherche à mettre en relief une autre
cause déterminante de l'affection : l'exagération de la
pression abdominale qui se produit durant la toux et les
efforts de défécation et de miction. Cette opinion, dont le
seul défaut est d'être chez cet auteur trop exclusive, a été
celle de nombreux observateurs qui ont précédé. De tout
temps reconnu comme une des causes du prolapsus rectal, l'effort a été depuis longtemps rangé parmi les causes
du prolapsus urétral. Ainsi Guersant, à propos de ces causes du prolapsus, écrivait en 1866 : « Celles que nous
avons pu reconnaître sont pour nous des efforts réitérés,
soit de toux comme dans les quintes violentes de la coqueluche..., soit la constipation qui nécessite des efforts
violents et fréquents...» D'après lui la prédisposition au

prolapsus est créée et par les efforts et par l'affaiblissement général.

Les 36 observations réunies à la fin de ce travail com-
prennent 7 cas à propos desquels l'effort peut être incriminé, sans compter 3 autres cas qui concernent des enfants tuberculeuses toussant plus ou moins.

Dans l'observation XV il est dit que pendant huit
jours avant l'apparition de la tumeur la petite fille avait
eu de la diarrhée avec ténesme intense, Wohlgemuth
relève dans l'observation XVI que sa malade avait eu peu
auparavant une coqueluche intense, et qu'elle souffrait
de constipation. Blanc note à l'observation XVIII de
fréquentes bronchites. Dans l'observation XIX de Broca,
l'hémorragie a débuté quand l'enfant s'est levée pour la
première fois après un séjour de quinze jours au lit pour
une bronchite accompagnée de fortes quintes de toux.
Les fillettes des observations XXXV et XXXVI souffraient
de constipation avec effort à la garde-robe.

On indique dans les observations IV, V, XII, XIII,
XIV que depuis quelque temps les enfants souffraient
pour uriner. La dysurie, les efforts pour l'expulsion de
l'urine sont à rapprocher des efforts qui reconnaissent pour
cause la constipation. Seulement nous ne pouvons tenir
compte de ces faits sans faire au moins remarquer qu'il
est impossible souvent de savoir si la dysurie a été cause
ou résultat du prolapsus.

Ainsi donc la toux, certains efforts augmentent la
pression abdominale et les points faibles cèdent : chez
l'un c'est l'anneau inguinal qui se laisse franchir, chez
l'autre c'est un sphincter affaibli qui laisse échapper une

partie du rectum ; chez une petite fille enfin ce pourra
être la muqueuse de l'urètre, mal unie aux couches musculaires enveloppantes, qui se laissera chasser par le méat.

Ajoutons à ces causes mécaniques du prolapsus la
dilatation de l'urètre et du méat qui facilite encore la hernie de la muqueuse ; cette dilatation a été remarquée dans
les observations XV, XXX et surtout III.

On a fait allusion à propos des cas I et XXX au rôle
possible de la masturbation dans la dilatation du méat et
dans la descente de la muqueuse ; mais sur ce point les
renseignements seront presque toujours impossibles à
obtenir de façon exacte et il sera difficile d'être bien fixé
sur le rôle et la valeur de cette cause supposée du prolapsus urétral.

Les notions qui précèdent éclairent-elles d'une façon
suffisante la pathogénie du prolapsus? Non sans doute.
Il ne suffit pas d'être une fillette affaiblie, tousseuse,
constipée et atteinte de vulvo-vaginite pour avoir un prolapsus de la muqueuse de l'urètre. Peut-être faudrait-il
avoir en plus de cela un méat large ou facilement dilatable. Mais lorsque l'accident s'est produit, il n'est plus
temps de rechercher si le méat est large ou étroit : il est
devenu plus grand du fait du prolapsus. Il faudrait être
renseigné sur le calibre du canal avant la sortie de la
muqueuse, et c'est encore une donnée qui risque de manquer longtemps.

Nous n'avons pas indiqué toutes les théories émises
jusqu'à ce jour sur la pathogénie du prolapsus urétral.
Pour être complet il faudrait augmenter encore beaucoup

cet article. Mentionnons cependant celle de Hutchinson (1839) reprise par Richet (voir thèse Dupin, Paris, 1873) puis renouvelée en 1898 par Singer.

Ce dernier auteur faisant l'étude histologique des prolapsus enlevés, constate de l'infiltration embryonnaire dans la couche sous-épithéliale, et surtout de la dilatation des capillaires assez considérable pour aboutir à la formation de véritables angiomes (tumeurs hémorroïdales de Richet). Dès lors, suivant la comparaison que nous avons déjà plusieurs fois citée, le renversement de la muqueuse urétrale en résulte comme le renversement de la muqueuse rectale vient compliquer les hémorroïdes anales.

Il serait malaisé de dire en terminant quels éléments jouent le plus grand rôle dans la production de l'accident que nous étudions. Plusieurs s'associent souvent sans que l'on puisse bien juger de leur importance relative. Tout au plus pourrait-on établir le classement suivant :

Causes prédisposantes.

Générales.
- Affaiblissement de l'organisme :
  Convalescence de maladies aiguës,
  Maladies chroniques.
- État constitutionnel particulier :
  Développement imparfait,
  Scrofule.

Locales.
- Malformation de l'urètre.
- Méat dilaté.
- Inflammation vulvo-urétrale.
- Angiome du méat.

Causes déterminantes.
- Fatigues dans la station debout.
- Marches prolongées.
- Élévation de la pression abdominale :
  Effort de défécation.
  Effort de miction,
  Effort de toux.

SÉMÉIOLOGIE

La lecture des nombreuses observations que nous rapportons permet de connaître de la façon la plus exacte l'affection que nous étudions. Dans cet article nous ne ferons guère que réunir et condenser les notions symptomatiques principales qu'elles contiennent.

Début. — Dans quelques observations, on a signalé au moment d'un effort le début brusque du prolapsus urétral (1). En pareil cas la muqueuse a pu se trouver pincée à travers le méat non encore dilaté et on a été surpris et dérouté un instant par des symptômes généraux comparables à ceux de l'étranglement herniaire (Obs. VIII).

C'est là un début exceptionnel ; dans la majorité des cas la lésion s'est constituée lentement, insidieusement pendant quelques jours ou quelques semaines. Le début est alors toujours assez silencieux pour ne point mériter une longue histoire, et nous devrions nous borner à signaler un peu de gêne aux parties génitales externes, une légère hypertrophie glandulaire ou angiomateuse de la papille urétrale, si nous ne voulions surtout prendre la description du prolapsus au seul moment où il s'accuse

---

(1) Observ. 8, 23, 27 et 28.

et se manifeste par des signes fonctionnels et objectifs appréciables.

Période d'état. — A cette période on trouve en examinant la vulve une masse charnue saillante entre les grandes lèvres, de volume variable avec l'âge du sujet et l'ancienneté de la lésion, atteignant dans la plupart des cas la grosseur d'une petite cerise, mais pouvant acquérir aussi, quoique très rarement, le volume d'un œuf de pigeon. Sa couleur varie du rouge vif à la teinte violacée. Suivant les cas sa surface est lisse, bosselée, framboisée, marbrée ou non de taches de pus, ou de points sphacélés, striée ou piquetée de points où suinte un peu de sang. Au toucher on la trouve de consistance molle, médiocrement douloureuse le plus fréquemment, mais parfois très sensible et saignant au moindre contact. Il est possible quelquefois de la repousser à travers le méat d'où elle ressort dès que cesse la pression ; en général elle résiste absolument à toute tentative de réduction.

Si écartant les grandes lèvres on cherche dans la profondeur de la fente vulvaire sa base d'implantation on est amené en arrière du clitoris, en avant de l'hymen et de l'entrée du vagin sur un pédicule large autour duquel on cherche en vain l'orifice de l'urètre. On pourrait facilement reconnaître cet orifice en commandant à la malade d'uriner et en repérant le point d'où s'échappe l'urine.

Mais généralement, sans avoir besoin de recourir à cet artifice on trouve vite sur le sommet de la tumeur, ou près de ce point, une dépression infundibuliforme dans laquelle on peut introduire une petite sonde qui poussée jusque dans la vessie, ramène de l'urine.

L'urètre est souvent dilaté et le cathétérisme s'effectue sans éveiller beaucoup de douleur.

Les urines rendues sont normales, et on n'a guère remarqué que le prolapsus et l'infection presque constante dont il est le siège aient déterminé l'infection vésicale et l'apparition d'urines troubles.

La tumeur qui semble ainsi une papille urétrale énorme, qui forme un bourrelet rouge et saignant tout autour de la sonde introduite dans l'urètre est bien un prolapsus de la muqueuse urétrale et ne peut être que cela.

Mais on n'amène pas toujours au médecin une fillette qu'on sait porter une tumeur à la vulve, et chez laquelle un examen de ce côté s'impose.

On est plus souvent mis en présence d'une fillette qui souffre en marchant, en urinant, ou qui perd du sang par la vulve, et rien d'abord ne permet de soupçonner plutôt un prolapsus urétral, qu'une simple vulvite, ou qu'un début de menstruation si la fillette approche de la puberté.

Tantôt il s'agit d'une enfant assez bien développée et jouissant d'une bonne santé par ailleurs qui depuis longtemps est atteinte de leucorrhée, qui à la suite de fatigue, de marches prolongées s'est plainte de cuisson aux parties génitales externes, qui constipée fait de longs et violents efforts à la garde-robe, qui éprouve de fré-quents besoins de miction et souffre en urinant.

Tantôt, et c'est là le cas le plus fréquent, le médecin est consulté pour une fillette faible, malingre en cours ou en convalescence de maladie aiguë avec toux fréquente (coqueluche, etc.), ou atteinte d'une maladie chronique, en particulier de tuberculose. Déjà gênée pour uriner durant son séjour au lit, elle sent ses douleurs augmenter, quand elle commence à se lever et à marcher, dans des proportions telles que son entourage s'inquiète de ces troubles nouveaux.

La douleur est surtout marquée pendant la miction et pendant la marche. L'urètre étant enflammé et tiraillé, le besoin d'uriner se fait souvent sentir, d'où pollakyurie ; l'urine s'écoule sur la muqueuse excoriée et provoque de la douleur, enfin l'enfant pousse encore quand l'urine est expulsée, invitée à cet effort un peu à la façon du malade atteint d'hémorroïdes anales qui continue après la sortie des fèces l'effort de défécation. Durant la marche, les grandes lèvres glissent par leur face interne sur la muqueuse prolabée, l'irritent encore, augmentent la douleur, portent l'enfant à marcher les jambes écartées, et font apparaître un nouveau et très important symptôme du prolapsus ; le suintement de sang.

Un jour on s'aperçoit que le linge de la fillette est taché de sang, le lendemain et les jours suivants le sang continue à souiller la vulve et la chemise ; on songe à un début précoce de la menstruation et les parents intrigués consultent un médecin.

L'hémorragie ou plus exactement le suintement sanguin se présente à peu près dans les mêmes conditions que la douleur. Il n'apparaît pas tandis que l'enfant est au lit ou reste levée dans une attitude de repos. Mais il survient si l'enfant marche et se fatigue, parce que pendant la marche se produit le glissement incessant des grandes lèvres sur la tumeur, ainsi que nous venons de l'indiquer ci-dessus, et parce que dans la station verticale les congestions se font plus facilement de ce côté.

En présence de ces signes, douleurs et pertes de sang, l'examen de la vulve s'impose. Il permettra de découvrir une tumeur qu'on reconnaîtra, sans difficulté, être la muqueuse prolabée, aux caractères indiqués plus haut.

Si l'on commettait la faute d'instituer, sans renseignements plus complets que ceux fournis seulement par l'interrogatoire des parents et de l'enfant, un traitement médical banal, on laisserait passer inaperçu un prolapsus qu'un jour ou l'autre il faudra aller reconnaître ; car la guérison ne survient pas d'elle-même sans quelques soins ou interventions appropriés.

Il y a plus, faute de soins, la lésion s'aggrave, et à la douleur, au suintement de sang s'ajoute l'infection de la masse saillante. La muqueuse prolabée est par sa situation anormale, et ses conditions défavorables de nutrition exposée à suppurer, à fournir du pus plus ou moins fétide, plus ou moins abondant, et même à se sphacéler.

L'examen histologique de la tumeur formée par la muqueuse a été fait plusieurs fois. On lit dans l'observation XXIII que « l'examen microscopique de la tumeur démontre qu'il s'agit d'un angiome à structure type ».

Les fragments de muqueuse enlevés par M. Broca (Obs. XVII et XVIII) ont été examinés, par M. J. Joly, au laboratoire d'histologie du collège de France.

Les deux tumeurs se présentaient avec des caractères identiques. A propos de la première M. J. Joly rédigea la note suivante :

« A la périphérie de la coupe on voit un revêtement formé par un épithélium stratifié analogue à celui de la muqueuse du méat, et qui paraît normal. La masse même est formée par un tissu conjonctif fibrillaire, au milieu duquel se trouvent un petit nombre de cellules conjonctives, mais qui, vers l'extrémité libre du fragment, est infiltré de cellules rondes assez nombreuses, sans prédominance autour des vaisseaux. Au milieu de ce tissu conjonctif se trouvent encore de nombreux capillaires à parois embryonnaires ; en quelques points les vaisseaux ont la structure de fines artérioles. Ces vaisseaux sur les coupes prennent parfois des apparences contournées ; dilatés sur certains points, ils rappellent un peu le tissu angiomateux. »

DIAGNOSTIC

Le diagnostic de cette affection offre peu de difficulté en général. Ses caractères assez particuliers ne prêtent guère à confusion. Comme nous l'indiquions déjà à l'article symptomatologie, la tumeur, qui semble une papille urétrale énorme, qui simule en petit un prolapsus rectal, qui forme un bourrelet rouge et saignant autour d'une sonde introduite dans l'urètre, est bien un prolapsus de la muqueuse urétrale et ne peut être que cela.

Les difficultés du diagnostic résident dans ce fait surtout que les symptômes fonctionnels sont tels qu'on songe plutôt à une simple vulvite, ou à un début des règles, et qu'on est tenté d'instituer un traitement médical banal, sans examen local préalable.

Dans un cas de Jourassowsky, dans celui de Blanc (Obs. XVII), on a pu croire un instant à un viol. Mais la suppuration vaginale et vulvaire avec écoulement de sang et tumeur, en l'absence de déchirures de l'hymen, ne saurait pour un praticien réfléchi conduire d'emblée au diagnostic si délicat de viol.

On comprend mieux que l'on ait pris pour le col d'un utérus abaissé, la tumeur hémisphérique, avec ouverture centrale, qui faisait saillie entre les grandes lèvres (Obs. VI). Un examen un peu attentif devait montrer que la tumeur, plus molle qu'un col utérin d'enfant, n'était point contenue dans le vagin, et que par l'orifice qu'elle supportait, s'échappait le jet d'urine.

Étant donnée la plus grande fréquence du polype de l'urètre et du méat, c'est à cette production qu'on est tenté de penser tout d'abord : même tumeur rouge, saignante et mêmes troubles fonctionnels ; mais à la surface du polype on ne trouve pas l'orifice d'un large canal, et, si l'on cherche son pédicule, on le trouve enfoncé dans l'urètre, ou implanté sur un point de ses bords.

L'urétrocèle, qui consiste en un diverticule développé sur la paroi urétrale distendue en un point, est une affection rare chez l'enfant, qui laisse libre le méat, ou qui ne repousserait que son bord vaginal, en cas d'urétrocèle vaginale bas située.

Devons-nous, à propos du diagnostic, signaler la possibilité de la cystocèle urétrale, dont on connaît à peine quelques cas chez la femme adulte ? Disons seulement que la confusion ne saurait exister, entre la hernie circulaire de la muqueuse urétrale avec ouverture centrale, et la hernie vésicale, qui laisse entre elle et la paroi urétrale une gouttière virtuelle que peut parcourir le stylet.

Nous n'établirons pas une distinction bien tranchée entre les tumeurs angiomateuses du méat et le prolapsus de la muqueuse. Ce sont deux affections ayant entre eux de tels rapports que nous serions plutôt porté à les apparenter l'une à l'autre. L'angiome est le premier stade du prolapsus et appelle le prolapsus, et d'autre part la muqueuse herniée se creuse de varicosités, de dilatations vasculaires angiomateuses au-dessous de l'étranglement opéré par le méat, ainsi qu'en font foi les examens histologiques qui ont été pratiqués (Obs. XVII, XVIII, XXIII, Singer, etc.).

TRAITEMENT

Dans tous les cas, il importe d'abord de rechercher la cause du prolapsus afin de faire autant que possible de la thérapeutique pathogénique.

Si l'enfant tousse, on tâchera de modérer la toux. Incrimine-t-on une vulvite en activité, des marches exagérées (Obs. XXXVI), le repos, les lavages de la vulve et du vagin arrêteront le suintement de sang et diminueront la tumeur.

Le traitement local est, suivant les cas, médical ou chirurgical.

Contre un simple gonflement du méat, une boursouflure légère de la muqueuse, des attouchements avec une solution de nitrate d'argent à 1 pour 5o et quelques jours de repos feront disparaître les accidents commençants. Le même traitement devra être encore tenté contre un prolapsus plus volumineux, mais récent.

Il sera bon de toujours rechercher si la tumeur peut être repoussée à travers le méat, car la réduction simple avec un peu de repos a pu suffire à la guérison. Si le méat a été trouvé dilaté et si la réduction ne se maintient pas, on pourra compléter l'intervention par une petite opération destinée à rétrécir le méat; ainsi que cela fut fait avec succès dans un cas rapporté par Cabrol (Obs. XXX).

Dans quelques cas, un tel traitement par le repos et les cautérisations au nitrate d'argent n'amène qu'une amélioration notable, mais pas une guérison parfaite ; il reste autour du méat une tumeur devenue plus dure et moins saignante. Ou bien, et c'est le cas le plus fréquent, on est mis en présence d'un prolapsus déjà ancien, volumineux, étranglé, irréductible et enflammé contre lequel un simple traitement médical n'a pas chance de réussir. L'ablation chirurgicale de la tumeur est alors indiquée. Reste le choix du procédé opératoire. Les procédés sont nombreux et peuvent être multipliés ou variés au gré de l'opérateur, suivant les particularités des différents cas à opérer.

On ne saurait guère maintenant se passer de l'anesthésie pour pratiquer cette opération. On a eu souvent recours à l'anesthésie générale par l'éther ou le chloroforme. Mais l'on veut ne point tant compliquer l'intervention et, si l'on doit se passer d'aides, on peut obtenir une anesthésie locale très satisfaisante par le chlorure d'éthyle ou mieux par la cocaïne. Injections de cocaïne à 1 pour 100 ou à 1 pour 150, ou badigeonnages avec une solution à 1 pour 50.

Il nous semble superflu de rappeler quels soins de propreté et d'asepsie doivent être pris avant toute intervention sanglante et nous arrivons à l'opération elle-même. Ce sera au choix :

La ligature ;

La destruction au thermocautère ;

L'excision avec le bistouri.

Une forte striction avec un fil métallique ou une chaîne d'écraseur aurait anciennement été employée pour pratiquer l'écrasement du pédicule et l'ablation immédiate de la tumeur. Parmi les procédés anciens, seule la ligature aurait chance d'être choisie.

La ligature peut être unique, un seul fil serrant le pédicule de la hernie muqueuse autour d'une sonde métallique passée dans le canal. L'inconvénient est qu'il faut laisser cette sonde à demeure en attendant que la muqueuse prolabée se détache.

Le meilleur procédé de traitement par ligature est celui qui laisse libre l'orifice de l'urètre.

Les D<rs> Morand et Richard opérèrent de la façon suivante (Obs. VII) : « L'enfant n'est pas anesthésiée. Après l'introduction facile, mais douloureuse d'une sonde de petit calibre, destinée à rester en place et à guider notre aiguille courbe, la tumeur est attirée en bas à l'aide d'une pince à griffes et traversée à sa base par un fil de soie double. Nous faisons deux ligatures très serrées comprenant chacune une moitié de l'urètre. »

Si la base d'insertion de la tumeur est trop volumineuse pour être bien serrée dans deux ligatures, on opérera de telle façon qu'elle soit traversée en croix par les fils et prise dans quatre ligatures. L'intervention est ainsi rapportée par Dudon de Bordeaux : « Prenant une aiguille courbe, courte et chargée de deux fils, je l'introduisis de bas en haut, en arrière de la tumeur, en pénétrant par l'urètre ; prenant une autre aiguille dans les mêmes conditions, je la poussai de haut en bas en arrière de la tumeur et la fis sortir sur la paroi antérieure du vagin. J'avais donc ainsi deux fils accouplés traversant la paroi antérieure du canal et deux fils accouplés traversant la paroi postérieure du même canal. Prenant alors l'extrémité inférieure d'un fil antérieur et l'extrémité supérieure d'un fil postérieur à droite, j'en chargeai une aiguille qui leur fit traverser la paroi latérale droite du méat. J'en fis autant du côté gauche.

« Le bourrelet destiné à tomber était donc divisé à sa base d'implantation en quatre segments, embrassés chacun par une anse de fil. »

Le traitement par le feu, moins passé de mode, a donné de très bons résultats, soit qu'on ait fait de simples raies de feu sur la muqueuse, soit qu'avec le couteau du thermocautère on ait sectionné complètement le pédicule qui la retenait.

L'excision au bistouri faite de tout temps est surtout préférée aujourd'hui, et cela pour des raisons faciles à deviner. Ainsi la ligature est douloureuse, agit lentement par mortification des tissus ; le thermocautère donne une escarre plus ou moins étendue avec plaie consécutive qui peut s'infecter.

Patron opérait en introduisant dans l'urètre une sonde métallique, en pratiquant une incision longitudinale à la partie supérieure de la tumeur et en excisant tout autour du méat. Il ne parle pas de points de suture destinés à relier la muqueuse urétrale à la muqueuse vulvaire.

Cuzzi et Resinelli placent d'abord deux fils de soie en croix qui passent, à travers la base de la tumeur, dans la muqueuse saine, l'un étant en rapport avec les deux extrémités du diamètre horizontal, l'autre avec les deux extrémités du diamètre vertical. Les fils coupés par le milieu forment quatre anses. L'opérateur excise la muqueuse prolabée, autour du méat, un peu en avant des fils et serre ces quatre fils, si bien que la muqueuse reste suturée en 4 points. Il complète la suture des lambeaux avec quatre autres points au catgut.

Le même procédé est employé par Puech qui exécute l'opération de la façon suivante : « Avec une aiguille droite de couturière, traversant à son point d'implantation la tumeur légèrement tendue par une pince, un premier fil de soie est placé suivant une direction antéro-postérieure ; de la même façon un second fil est conduit perpendiculai-lement au premier. L'intersection des deux fils disposés en croix à la base de la tumeur se trouve ainsi au centre du canal de l'urètre. Un peu au-devant des fils la tumeur est alors rapidement excisée au bistouri. Avec une pince on attire hors de l'urètre la portion médiane de chacun des fils, ce qui détermine la formation de deux anses. En sectionnant ces deux anses on obtient quatre fils qui se trouvent placés aux quatre points cardinaux, et qu'il ne reste plus qu'à lier pour bien affronter la lèvre supérieure à la lèvre inférieure de la muqueuse excisée. »

M. Broca modifie un peu la technique opératoire. Dans les *Annales de gynécologie et d'obstétrique* de 1896, il rend compte comme suit du procédé qu'il emploie. « Après avoir assuré de mon mieux pendant quelques jours l'antisepsie vulvo-vaginale, j'ai vérifié avec une sonde le siège de l'urètre, puis sur la ligne médiane supé-rieure j'ai fendu la tumeur dans toute son étendue, et avant d'aller plus loin j'ai placé un fil de soie à l'angle de l'incision ; j'en ai fait autant en arrière, et j'ai ensuite abattu d'un coup de bistouri les deux moitiés de la masse morbide. Il a été alors très facile de suturer à la soie les lèvres de la muqueuse. J'ai jugé inutile de laisser une sonde à demeure et la guérison a été obtenue sans incident ».

Dans les observations rapportées plus loin, la guérison a suivi de près l'intervention opératoire, sans qu'on ait eu à signaler le rétrécissement cicatriciel du méat.

Si avant l'excision on a pris la précaution de ne pas tirer sur la tumeur et de ne pas ainsi attirer en bas la muqueuse demeurée dans le canal, celle-ci se rétracte peu et reste suffisante.

Mais le développement du prolapsus est parfois tel qu'on peut se demander comment le revêtement interne de l'urètre se trouve reconstitué. Sans doute la sortie de la muqueuse urétrale est conséquence en partie d'une hypertrophie portant sur son extrémité inférieure seule ; ou bien au fur et à mesure qu'elle fait hernie, se fait une hyperplasie compensatrice de son segment resté intra-canaliculaire.

OBSERVATIONS

—

Observation I

Voir historique : Observation de Morgagni.

Observation II

Observation de Guersant fils, *Gaz. des hôp.*, mars 1841, p. 246.

Au n° 19 de la salle Sainte-Thérèse (hôpital des Enfants) est couchée une petite fille de constitution délicate, qui présente au méat urinaire une tumeur rouge ressemblant en petit à la chute du rectum. Cette tumeur consiste en un bourrelet rougeâtre présentant une ouverture dans son centre. En engageant une sonde dans cette ouverture, celle-ci parcourt le canal de l'urètre et arrive dans la vessie qui ne nous a semblé renfermer aucun corps étranger. Au-dessous de cette tumeur est la vulve qu'elle recouvre en presque totalité ; le vagin est libre.

Évidemment nous avons affaire à une chute de la membrane muqueuse du canal urétral.

Il paraîtrait que la cause du prolapsus consiste dans les efforts d'expulsion des urines ; mais comment invoquer le concours de cette cause chez cette petite fille, lorsque la vessie ne contient pas de calcul, lorsque d'autre part cet organe jouit de toute sa puissance contractile et que le canal de l'urètre est libre ?

Nous nous sommes demandé si la masturbation n'entrerait pas pour quelque chose dans la production de la maladie ; mais nous n'avons pu recueillir aucune lumière sur ce point. Au demeurant la petite fille est faible, chétive ; tout annonce chez elle un état de souffrance qui dure depuis longtemps, et cet état de langueur générale pourrait suffire, jusqu'à un certain point, pour expliquer l'existence du prolapsus urétral.

Cette affection étant rare, le traitement qui lui est applicable n'a été bien indiqué que dans ces derniers temps. Au lieu de faire simplement l'excision d'un lambeau, nous ferons ici l'excision de la tumeur en totalité.

Suite de l'observation in *Gaz. des hôp.*, 1841, p. 282.

Nous avons à vous annoncer la mort de la petite fille, âgée de huit ans, qui était couchée au n° 19 de la salle Sainte-Thérèse, et chez laquelle nous avions pratiqué, il y a 3 semaines, une petite opération par suite de la chute de la membrane muqueuse de l'urètre.

Ce serait commettre une erreur que de mettre sur le compte de l'opération la mort de cette malade ; celle-ci reste suffisamment expliquée par l'état de marasme dans lequel la petite fille se trouvait déjà antérieurement à l'opération.

Quoi qu'il en soit, l'opération n'a d'abord été suivie que d'une légère inflammation, à laquelle nous avions opposé des applications d'eau froide. Mais nonobstant cela l'inflammation s'est étendue, une vulvite est survenue et la malade a présenté un léger mouvement fébrile soir et matin. Elle n'avait pas de diarrhée ; on nous assura qu'elle n'avait pas de toux, ce qui nous rassura en quelque sorte contre l'existence de tubercules pulmonaires, dont les signes stéthoscopiques manquaient également. Toutefois l'inflammation prit bientôt le caractère gangreneux et prit la teinte noirâtre qu'affectent avec tant de facilité les inflammations de la vulve. L'affaissement a continué à faire des progrès, et la malade s'est éteinte hier dans la journée.

Voici les résultats de l'autopsie : les poumons sont farcis de tubercules à l'état de crudité ; les ganglions mésentériques sont également tuberculeux, et les intestins présentent plusieurs ulcérations. Les reins et la vessie ne renferment point de calculs dont la présence aurait pu expliquer le prolapsus de la membrane muqueuse de l'urètre ; la vessie n'offre pas la moindre trace d'inflammation, d'où nous sommes encore amené à conclure que la chute de la membrane muqueuse était le résultat du relâchement que tous les tissus, du reste, présentaient généralement.

OBSERVATION III

Publiée par PATRON dans les *Arch. génér. de méd.*, 1857, t. II, p. 549.

Fillette âgée de 11 ans, d'un tempérament lymphatique nerveux, de complexion délicate, a été sujette pendant quatre ans à une éruption érythémateuse aux grandes lèvres, paraissant pendant l'été. C'est là la seule maladie qu'elle ait eue pouvant avoir quelque rapport au sujet de ce mémoire ; du reste, elle a toujours uriné parfaitement bien, voire même avec un jet assez gros pour appeler l'attention de la personne qui en prenait soin.

Dans les premiers jours de juillet 1849, elle me fut présentée à cause d'un défaut d'appétit qui s'accompagnait de fatigue en montant les escaliers, d'un teint pâle, d'yeux cernés, de maigreur, avec langue saburrale et fébricule le soir. Je crus voir là un état vermineux gastrique, et je traitai en conséquence (émétique, mousse de Corse, semen-contra, carbonate de fer ; régime léger, mais tonique).

La malade se portait beaucoup mieux, lorsque, le 18 juillet, je fus mandé pour la visiter.

On me dit qu'il y avait trois jours cette fillette avait vu paraître en urinant une tumeur entre les grandes lèvres qui, sans la faire souffrir, la gênait néanmoins au point de la faire boiter. Elle pouvait uriner sans obstacle, et on ne s'était alarmé qu'à cause de l'écoulement de sang auquel sa présence donnait lieu, et qui persistait encore.

En examinant, je trouvai entre les grandes lèvres, immédiatement au-dessus de l'entrée du vagin, à l'endroit occupé par le méat, une tumeur rouge foncé, d'apparence charnue, longue

communiqua, au dire de Boyer, un fait semblable à l'Académie royale de chirurgie.

Il s'agissait d'une fille de 11 ans, qui, dès sa 5e année, était sujette à de fréquentes difficultés d'uriner. Sernin, ayant examiné la vulve, y trouva « un corps cylindrique, rouge, charnu en apparence, percé à son extrémité et saillant de 4 pouces hors des grandes lèvres (1). Ce corps naissait immédiatement du méat urinaire et paraissait un prolongement de la membrane interne de l'urètre ». Pour mieux s'en assurer, Sernin engagea la malade à uriner en sa présence : à l'instant même cette tumeur se gonfla comme si on l'eût soufflée ; l'urine sortit en même temps par un petit jet, qui continua quelques secondes après que le besoin eût cessé, jusqu'à ce que l'urine contenue dans ce prolongement ait été évacuée : la malade pouvait, en relâchant le col de la vessie, laisser passer l'urine dans cette poche ; elle pouvait aussi l'empêcher d'y pénétrer. D'après cette circonstance on jugea qu'on pouvait sans inconvénient exciser cette portion flottante de l'urètre. La guérison fut prompte et rapide.

OBSERVATION V

Rapportée par DUPIN, *Thèse*, Paris, 1873 ; recueillie par DUDON,
de Bordeaux.

Fillette de 6 ans, bien constituée, bien conformée.

Elle m'est présentée au mois de juin 1868 par sa mère qui est préoccupée par une tumeur rouge située aux parties génitales. Depuis un temps que la mère et l'enfant précisent mal, mais qui est déjà long, il y a une sensation de cuisson en urinant ; c'est ce qui a attiré l'attention du côté de ces organes.

Après avoir fait coucher l'enfant sur un lit et écarter les cuisses je constate au niveau du méat urinaire une tumeur de la

---

(1) Ces dimensions sont bien extraordinaires et nous supposons que le pouce de Narbonne n'est pas une mesure de longueur égale à 2^{cm},75.

grosseur d'une framboise, d'aspect tomenteux, fortement colorée rouge, comme les tumeurs érectiles artérielles, mollasse, réductible et insensible à la pression. Cette tumeur circulaire présente à son centre une dépression, un ombilic par lequel j'introduis facilement une sonde qui ramène de l'urine. Cette tumeur siège donc au méat urinaire et ne paraît pas profonde.

Toutes les autres parties des organes génitaux sont régulièrement conformées et il n'existe sur le corps aucune autre trace d'angiome.

L'âge de l'enfant et les caractères de la tumeur me font porter le diagnostic de fongosités érectiles du méat urinaire, et quoique la lésion soit bénigne, je crois qu'il est bon d'en débarrasser l'enfant. Cette tumeur me paraît être de même nature que celles observées par Azam et Denucé (*Journal de médecine de Bordeaux*, 1857) et justiciable du même moyen thérapeutique.

L'enfant a été vaccinée ; du reste le siège de la tumeur constamment baignée par l'urine me semblerait contre-indiquer l'emploi de la vaccine.

Sachant que la ligature a donné de bons résultats dans des cas semblables, je me décide à l'employer comme le meilleur et le plus rapide des moyens mis à ma disposition.

J'avais deux indications à remplir : 1° étreindre la tumeur ; 2° laisser néanmoins à l'urine un libre écoulement ; j'employai la ligature de Rigal de Gaillac, en lui faisant subir une modification nécessitée par la forme circulaire de la tumeur, comme M. Denucé l'avait fait avant moi.

Prenant une aiguille courbe, courte et chargée de deux fils, je l'introduisis de bas en haut, en arrière de la tumeur en pénétrant par l'urètre ; prenant une autre aiguille dans les mêmes conditions, je la passai de haut en bas en arrière de la tumeur et la fis sortir sur la paroi antérieure du vagin. J'avais donc ainsi deux fils accouplés traversant la paroi antérieure du canal, deux fils accouplés traversant la paroi postérieure du même canal. Prenant alors l'extrémité inférieure d'un fil antérieur et l'extrémité supérieure d'un fil postérieur à droite, j'en chargeai

une aiguille qui leur fit traverser la paroi latérale droite du méat;
j'en fis autant du côté gauche.

Le bourrelet destiné à tomber était donc divisé en quatre
segments embrassés chacun par une anse de fil. Les quatre anses
furent convenablement serrées, puis une sonde fut introduite
dans le canal, et pour l'y assujettir et parfaire la striction de la
tumeur, les chefs des fils furent repris deux à deux et serrés de
nouveau comme dans le second temps de la suture de Rigal de
Gaillac.

L'opération fut facile et causa peu de douleur. L'enfant fut
tenue au lit, la sonde fermée par un bouchon qui devait être
enlevé toutes les trois heures.

La réaction fut bien peu prononcée. Les jours qui suivirent se
passèrent sans phénomènes remarquables. La sonde donna un
écoulement facile à l'urine, et le septième jour en tirant légèrement sur elle, je l'entraînai avec le bourrelet mortifié et les liens
constricteurs.

L'enfant nous quitta bien guérie; je ne l'ai pas revue depuis.

Observation VI

Observation du Dr Mengus rapportée dans la *Semaine médicale*,
année 1885, p. 338.

Il y a quelques semaines, on amena à notre consultation une
forte fillette de huit ans, et sa mère nous raconta ce qui suit :
« Ma petite fille dont la santé a toujours été bonne, perdait, il y
a six mois, tous les jours quelques gouttes de sang qui tachaient
le devant de sa chemise. Au commencement, je crus que l'arrivée précoce des règles produisait cette perte, mais après quelques jours d'attente, et quoique l'enfant ne se plaignît de rien,
j'allai consulter un médecin au sujet de cet écoulement de
sang... »

Le Dr A..., après avoir examiné la petite fille, déclara que
cette dernière était atteinte d'un prolapsus de la matrice et il

découvrit en outre sur le col prolabé un petit polype qui saignait facilement.

Assisté d'un confrère, le Dr A... enleva le petit polype, et tout écoulement de sang cessa aussitôt.

Il essaya alors de replacer la matrice, ce qu'il put faire facilement ; mais cette matrice, si facile à replacer, retombait toujours. L'enfant dut garder le lit pendant deux mois, sans que par ce repos prolongé on pût obtenir la reposition de l'utérus.

On parla alors d'un pessaire fabriqué exprès pour ce cas extraordinaire. C'est à ce moment que l'enfant nous fut amenée.

La petite fille debout, les cuisses rapprochées, ne présentait rien d'anormal ; mais, dès qu'on séparait légèrement les grandes lèvres, on pouvait voir à l'entrée du vagin, dont il dépassait un peu l'orifice, un corps cylindrique d'un rouge pâle et percé d'un trou à son centre, le tout assez semblable au col de la matrice d'une petite fille.

Au toucher ce soi-disant col utérin était d'une mollesse extrême et quand on essayait de le réduire, on y arrivait sans effort. Seulement cette matrice replacée retombait toujours, alors même que l'enfant couchée sur le dos n'avait fait aucun effort apparent.

La mollesse singulière de ce col, sa chute si facile, l'impossibilité absolue de trouver l'orifice du canal de l'urètre, tout cela nous donna à réfléchir et nous déclarâmes à la mère que nous irions voir l'enfant le lendemain, muni d'instruments spéciaux, pour procéder à un examen plus approfondi.

En attendant, la mère devait voir, quand l'enfant urinerait, si ce n'était pas par le prétendu col que sortait le jet d'urine.

Le soir même, la mère put se rendre compte que l'urine sortait par le col incriminé.

Aussi, dès notre arrivée, le lendemain nous n'hésitâmes pas à introduire dans l'orifice décrit plus haut une petite sonde qui pénètra avec la plus grande facilité dans la vessie et nous donna un beau jet d'urine.

En arrière, le vagin se continuait normalement, mais il était si étroit que nous ne pûmes arriver sur le véritable col de l'utérus sans occasionner une vive douleur ; nous n'insistâmes pas.

Il nous suffisait de connaître la nature de la malformation, et cette dernière nous paraît être si rare, que dans les recueils scientifiques, il sera peut-être difficile de trouver un autre cas semblable.

Observation VII

Observation des Drs Morand et Richard. Rapportée dans la *France Médicale*, 3 nov. 1888.

En avril 1888, nous fûmes appelés pour examiner une petite fille, âgée de 10 ans, chez laquelle ses parents venaient de constater l'existence d'une tumeur aux parties génitales.

Nous en fîmes l'examen. Une tumeur de couleur rouge vif, framboisée, de consistance molle, saignant au moindre contact, longue de 4 centimètres, faisant saillie entre les petites lèvres. Elle rappelait par sa forme le col de l'utérus. Son extrémité inférieure présentait un orifice, une fente plutôt. L'introduction d'une sonde étant très douloureuse, nous demandons à l'enfant si elle urinait par sa tumeur. Sur sa réponse affirmative, nous la prions de le faire ; elle complète alors elle-même le diagnostic.

Nous avions affaire à ce que les auteurs appellent tumeur hypertrophique de la muqueuse urétrale, à ce que M. Gaillard-Thomas, dans son Traité des maladies des femmes, nomme prolapsus de l'urètre avec prolifération du tissu conjonctif de la muqueuse.

Le méat étant complètement entouré, ce n'était ni une caroncule irritable, ni un polype, ni un angiome veineux.

Nous n'avons pu savoir à quelle époque remontait l'apparition de cette tumeur. L'enfant, depuis quelque temps, éprouvait de la difficulté et de la douleur pendant la miction ; elle ressentait de la cuisson, perdait du sang au moindre tiraillement, avait un peu de leucorrhée. Enfin, elle urinait sur ses talons.

L'opération est acceptée séance tenante par les parents.

Comme la tumeur saignait facilement, nous nous arrêtons au procédé suivant :

L'enfant n'est pas anesthésiée. Après l'introduction facile, mais douloureuse, d'une sonde de petit calibre, destinée à rester en place et à guider notre aiguille courbe, la tumeur est attirée en bas à l'aide d'une pince à griffes et traversée à sa base par un fil de soie double. Nous faisons deux ligatures très serrées, comprenant chacune une moitié de l'urètre.

Au bout de peu de temps, la chute de la partie mortifiée eut lieu et l'enfant fut guérie rapidement, sans rétrécissement du méat.

Ce procédé opératoire est facile ; il est indiqué par Gaillard-Thomas. L'excision eût amené un certain rétrécissement et eût donné sûrement, pendant l'opération, une hémorragie.

OBSERVATION VIII

Observation de BRINON.

Léonie P... entre à l'hôpital Trousseau, salle Giraldès, lit n° 39, le 23 août 1887, dans le service du Pr Lannelongue.

Père et mère bien portants.

Elle a deux frères et deux sœurs également bien portants et bien constitués.

Comme antécédents personnels de notre petite malade qui est âgée de 9 ans, nous trouvons qu'elle a eu la rougeole et une fois la coqueluche. De plus, elle porte au cou des cicatrices non douteuses d'abcès ganglionnaires suppurés.

La mère raconte que trois jours avant son entrée à l'hôpital, sa fille, après avoir joué une partie de la journée avec de petites camarades, se plaignit en rentrant de vives douleurs de ventre accompagnées de vomissements. On l'a mise au lit et l'enfant, pour calmer ses douleurs abdominales, se tenait courbée en deux avec un oreiller comprimant son ventre. La nuit, la sœur aînée de la malade qui couchait avec elle, s'aperçut qu'elle perdait ses urines. Elle en prévint de suite la mère qui se promit alors d'examiner attentivement sa fille le lendemain. Son étonnement fut grand alors en constatant aux parties génitales, faisant saillie de 4 ou 5 centimètres entre les grandes lèvres, une tumeur du volume d'un œuf de pigeon, de couleur rouge sombre, très douloureuse et saignante. Effrayée, la mère eut comme première pensée que sa fille avait pu subir quelque violence. La fillette perdit pas mal de sang, sa mère fut obligée de la changer plusieurs fois de linge et évalua à un demi-litre (!) la quantité perdue.

Pour être complet, disons aussi que la petite fille aurait fait il y a un an une chute à califourchon sur une barrière en planches. L'accident n'eut pas de suites graves et n'attira pas autrement l'attention. Bref la malade qui perdait du sang et ses urines fut amenée à la consultation de Trousseau et fut admise le même jour 23 août.

Ce jour-là on pratiqua deux fois le cathétérisme de la vessie.

État actuel, au 24 août.

En mettant l'enfant en position obstétricale on voit émerger entre les grandes lèvres une tumeur du volume d'un œuf de pigeon écartant les grandes lèvres, limitée en haut par les petites lèvres et arrivant en bas au contact de la fourchette périnéale.

La tumeur est arrondie ; elle présente à son tiers moyen une dépression verticale, linéaire qui répond au méat de l'urètre. La surface de la tumeur est légèrement mamelonnée, elle est d'un rouge vif, luisante, saignante au moindre contact, pas très douloureuse. Dans sa demi-circonférence postérieure elle est libre et de ce côté-là la sonde cannelée peut la contourner, et en la soulevant on aperçoit l'entrée du vagin. Latéralement elle est séparée des petites lèvres et en avant du clitoris par un sillon sur lequel le stylet est arrêté. Elle s'avance d'un demi-centimètre environ en avant du plan des grandes lèvres. Son aspect et sa forme rappellent l'aspect d'un prolapsus de la muqueuse rectale étranglé au sphincter. Au toucher elle est molle et élastique, on ne la diminue pas en la comprimant.

Troubles fonctionnels. — Un peu de douleur à la marche. Mictions douloureuses et beaucoup plus fréquentes que normalement. La tumeur saigne au moindre contact et même tout à fait spontanément. Des compresses d'eau boriquée sont appliquées en permanence sur l'entrée de la vulve.

27 *août.* — La coloration de la tumeur se modifie. Les petits mamelons de la surface sont d'un rouge vif comme auparavant, mais quelques-uns prennent une teinte noirâtre, la tumeur semble commencer à se sphacéler.

30 *août.* — Toute la surface est rouge-brun en voie de sphacèle ; le volume diminue notablement.

6 *septembre.* — La tumeur prend un aspect rosé, son volume est réduit de moitié.

15 *septembre.* — État stationnaire.

20 *octobre.* — Le volume et la forme de la tumeur n'ont pas changé. On chloroformise la malade et on fait sur la tumeur quatre ou cinq pointes de feu légères au thermocautère.

Les suites de cette intervention sont bénignes et pendant tout le mois de novembre la malade reste en observation. Son état s'améliore. Les mictions sont devenues faciles et non douloureuses.

5 *décembre.* — M. Lannelongue procède à un nouvel examen de la malade. Après l'avoir fait placer dans la position obstétricale, il introduit une sonde cannelée dans l'urètre et contourne avec un stylet la tumeur qui est du volume d'une aveline. Sa couleur est rouge vif, elle ne saigne pas, mais est douloureuse.

13 *décembre.* — Après avoir endormi la malade au chloroforme le professeur Lannelongue introduit une sonde ordinaire dans l'urètre et enlève, avec une pince à griffes et un thermocautère, tout le pourtour de la tumeur en la sectionnant par petits lambeaux ; il cautérise ensuite légèrement toute la surface de la tumeur. On lave à l'eau boriquée et on laisse à demeure, à

'entrée de la vulve, un tampon d'ouate boriquée ; mais on ne laisse pas de sonde dans l'urètre.

14 *décembre*. — État satisfaisant. La malade a uriné seule après l'opération et dans la soirée. Ce matin elle a également uriné seule et sans la moindre douleur. Pour voir ce qui reste de la tumeur il faut, à présent, écarter les grandes et les petites lèvres.

16 *décembre*. — L'amélioration persiste. La malade urine très bien et sans souffrance. Elle ne se plaint nullement. De la tumeur il ne reste de saillant à la vulve qu'une très légère saillie rougeâtre au-dessous du méat urinaire. La malade garde toujours le lit. Pansement antiseptique sur la vulve.

19 *décembre*. — Amélioration continue.

14 *janvier*. — La malade quitte l'hôpital, guérie. Elle a été revue et on a pu constater l'excellent résultat définitif de l'opération.

OBSERVATION IX

Recueillie par M. MONPROFIT, interne des hôpitaux, dans le service de M. LANNELONGUE. *Thèse* de BRINON.

Fillette âgée de 10 ans, entrée le 12 janvier 1887 à l'hôpital Trousseau, salle Giraldès, n° 33.

Huit jours avant l'entrée de l'enfant à l'hôpital, les parents se sont aperçus qu'elle avait une petite tumeur au niveau de la vulve, qui donnait lieu à un léger écoulement de sang et de sérosité. La petite malade se plaignait de souffrir en urinant, elle avait des mictions très fréquentes.

Une médecin du dehors fit alors une application de glace sur la région vulvaire.

Lors de l'entrée à l'hôpital on constate à la partie moyenne de la fente vulvaire, au-dessous du clitoris, une tumeur du volume d'une petite noix, arrondie, de couleur rouge. La surface de cette petite tumeur est inégale, présente de légères bosselures ; elle est comme framboisée, elle présente en deux ou trois endroits des points noirâtres entourés de quelques gouttes de pus, comme s'il y avait eu un peu de sphacèle en différentes places.

La tumeur est implantée sur la partie supérieure du vestibule ; sa base d'implantation est assez large ; si on cherche l'orifice de l'urètre autour de cette tumeur, on ne le trouve pas. On remarque alors sur la partie médiane une fente verticale d'environ 1 centimètre de hauteur, peu accusée, grisâtre, dans laquelle on peut introduire un stylet mousse, et qui conduit dans la vessie.

L'enfant ne se plaint pas de douleurs très vives dans cette tumeur ; mais le contact détermine cependant une sensation de brûlure assez intense ; il ne s'écoule qu'un très léger suintement séro-sanguinolent.

Au moment des mictions qui se répètent assez fréquemment la cuisson devient plus vive. Les urines sont normales.

M. le Pr Lannelongue examina cette malade et porta le diagnostic d'urétrocèle ; il nous conseilla de pratiquer à la surface de légères cautérisations. Sous l'influence de ce traitement la tumeur diminua peu à peu, la douleur disparut complètement et au bout d'un mois l'aspect du méat était redevenu normal.

OBSERVATION X

Recueillie par BRYANT et publiée in *British medical journal*, 1894, vol. I, p. 1021 ; rapportée par VOILLEMIN.

Il s'agit d'une enfant de 6 ans, vue le 14 juin 1893. Pendant ces trois dernières années, à intervalles de quelques mois, la fillette avait à quatre fois différentes souffert d'inflammation génitale avec écoulement par la vulve de mucosités sanguinolentes ; mais comme ces symptômes disparaissaient au bout de quelques jours, on ne fit pas appeler le médecin.

La dernière attaque, accompagnée d'irritation génitale, se produisit cinq jours avant que M. Bryant ne vît l'enfant. La mère supposait que c'était en rapport avec le mauvais fonctionnement de l'intestin et administrait quelques remèdes anodins. Le troi-

— 58 —

sième jour, comme l'écoulement des mucosités devenait plus
abondant, le Dr Atkinson fut appelé.

Le cinquième jour, M. Bryant voyait la malade avec le
Dr Atkinson.

A l'examen, on trouva les organes génitaux baignés de mucosités sanguinolentes, et entre les grandes lèvres on aperçut
une masse saillante, rouge cerise, laissant suinter du sang. Elle
avait environ trois quarts de pouce de diamètre et autant de
longueur ; elle possédait un orifice central entouré par des plis
muqueux ; un cathéter introduit dans cet orifice pénétra dans la
vessie.

Il devint alors évident qu'il s'agissait d'un prolapsus de la
muqueuse urétrale.

Le lendemain, l'enfant fut examinée sous le chloroforme.
L'urètre ayant été dilaté, on explora du doigt la vessie, mais
sans résultat. On en profita néanmoins pour réduire la muqueuse
prolabée, et la malade fut guérie.

M. Bryant communique le cas à la *Société de chirurgie*
parce qu'il n'en avait jamais vu de semblable. En cherchant ce
qui a été écrit sur ce sujet, on voit que c'est une affection très
rare.

OBSERVATION XI

Recueillie à la clinique obstétricale de Pavie, par MM. CUZZI et RESINELLI ;
publiée in *Morgagni*, décembre 1894 ; rapportée par VOILLEMIN, *Thèse*,
Paris, 1898-1899.

Petite paysanne, âgée de 8 ans, entrée à la clinique le 14 mai
1888.

La fillette n'est pas encore réglée, elle n'a pas eu de maladies
sérieuses jusque-là.

La mère s'est aperçue il y a cinq ou six jours que sa fille
était souffrante ; elle éprouvait en effet de très vives brulûres au
moment de l'émission des urines. C'est alors que la mère vit une
tumeur rougeâtre au niveau du vestibule, au méat urinaire.

Craignant qu'il ne s'agisse d'une affection grave, elle manda un médecin qui envoya la fillette à la clinique.

Diagnostic. — Prolapsus annulaire de la muqueuse urétrale.

Traitement. — Le 17 mai, après désinfection et anesthésie, la muqueuse prolabée est excisée, puis les lèvres de la plaie suturées à la soie. On eut quelque difficulté à maintenir à l'extérieur le lambeau supérieur de la muqueuse incisée. A cause de sa tendance à remonter en haut on dut le fixer avec une petite serre-fine. En ce point la muqueuse se déchira, mais la soudure n'en réussit pas moins.

Quelques jours après, ayant pris une rougeole légère, la petite fille fut mise dans une salle d'isolement ; elle sortit complètement guérie le 30 mai.

OBSERVATION XII

Recueillie par les mêmes ; rapportée par VOILLEMIN.

Petite paysanne, âgée de 8 ans, entrée à la clinique le 25 septembre 1891.

Les parents de la fillette racontent que depuis quelque temps elle se plaignait de ressentir des brulûres en urinant, d'éprouver à la vulve des douleurs continuelles, mais surtout vives pendant la marche.

A l'examen, on note chez la jeune fille une constitution chétive.

La rate est notablement plus grosse que normalement.

A la vulve, entre les petites lèvres, on voit une tumeur de la grosseur d'une noix, de couleur rouge violacé, douloureuse au toucher.

Cette tumeur provient du méat urinaire, ce qui se reconnaît en introduisant une sonde ordinaire dans son intérieur.

Le méat n'est pas situé au centre de la muqueuse prolabée ; mais il est reporté vers la droite, si bien que la moitié gauche est plus grosse que la droite. La moitié droite du méat urinaire est presque libre, la muqueuse étant prolabée surtout en haut et à gauche.

Diagnostic. — Prolapsus de la muqueuse urétrale.

Traitement. — Après antisepsie et chloroformisation, on place d'abord deux fils de soie en croix qui passent à travers la base de la tumeur, dans la muqueuse saine ; l'un étant en rapport avec les deux extrémités du diamètre horizontal, l'autre, avec les deux extrémités du diamètre vertical. Les fils sont ensuite coupés, chacun par le milieu, de manière à former comme quatre anses.

On excise avec des ciseaux la muqueuse prolabée autour du méat, un peu en avant des fils ; on serre alors ceux-ci, si bien que la muqueuse reste suturée en quatre points ; on complète la suture des lambeaux avec quatre autres points au catgut.

La petite malade sort de la clinique parfaitement guérie, le 14 octobre, huit jours après l'opération.

OBSERVATION XIII

Recueillie par les mêmes ; rapportée par M. VOILLEMIN.

Petite paysanne, âgée de 9 ans, entrée à la clinique le 26 mai 1890.

N'est pas encore réglée ; n'a souffert d'aucune autre maladie, si ce n'est de quelques accès de fièvre palustre.

Il y a quelques mois, la petite malade se plaignit d'une douleur aux parties génitales et d'une violente sensation de brûlure pendant la miction et pendant la marche.

A l'examen, on trouve, entre les petites lèvres, au niveau du vestibule, une tumeur de coloration rouge vif, du volume d'une noisette, douloureuse au toucher, formée par la muqueuse urétrale exstrophiée à travers le méat.

La fillette est un peu amaigrie ; le thorax est petit, les masses musculaires atrophiées et le pannicule adipeux très peu abondant.

Diagnostic. — Prolapsus de la muqueuse urétrale.

Traitement. — Le 2 juin 1890, après antisepsie et anesthésie, la muqueuse prolabée est excisée, les lambeaux suturés à la soie.

Encore ici, le lambeau interne de la muqueuse avait tendance à se rétracter vers la partie supérieure de l'urètre.

La fillette est sortie guérie le 22 juin.

OBSERVATION XIV

Recueillie par les mêmes ; rapportée par VOILLEMIN.

Petite paysanne, âgée de 11 ans, entrée à la clinique en novembre 1891.

Pas encore réglée. Elle a commencé à accuser des sensations de cuisson en urinant il y a environ un mois, puis des douleurs qui devinrent de plus en plus vives et s'accompagnèrent de ténesme.

Le père fut averti ; comme il avait déjà eu une fille atteinte de la même affection (celle de l'observation précédente), il reconnut facilement la maladie et conduisit la fillette à la consultation de la clinique obstétricale de Pavie.

La fillette est parfaitement développée et robuste.

La tumeur urétrale se présente avec le même aspect que dans les observations précédentes.

Du volume et de la forme d'un haricot, elle est surtout constituée par la partie postérieure de la muqueuse urétrale.

Le prolapsus est opéré de la même façon que dans les cas précédents. Et la fillette sort huit jours après parfaitement guérie.

OBSERVATION XV

Recueillie par M. GIULINI ; publiée in *Münchener medicinische Wochenschrift*, n° 35 du 28 août 1894 ; rapportée par VOILLEMIN, *Thèse*, Paris, 1898-1899.

Giulini fut appelé le 14 novembre 1893, pour une fillette de

11 ans qui se plaignait de violentes douleurs dans le bas-ventre et d'une difficulté assez grande pour uriner. En outre elle perdait du sang par la vulve, où se trouvait une tumeur noirâtre.

L'anamnèse apprit que la malade avait eu, pendant une huitaine de jours auparavant, la diarrhée avec ténesme intense et que la tumeur s'était montrée à la suite.

A l'examen, le lit était taché par le sang sorti des organes génitaux. Au niveau du méat se voyait une tumeur de 1 centimètre et demi de long environ, grosse comme une noisette, rouge sombre, légèrement saignante, ayant l'apparence d'un polype, qui recouvrait la grande lèvre gauche et semblait prendre sur elle son origine.

A un examen plus attentif on découvrait sur le sommet de cette tumeur comme une petite dépression circulaire ; un cathéter introduit dans cette dépression montra que c'était l'origine externe de l'urètre, à travers lequel on parvenait avec un peu de peine dans la vessie, d'où sortit une urine claire. Après l'examen de toutes les parties de la vulve, il devint indubitable que la tumeur sortait de l'urètre et ne pouvait être qu'un prolapsus annulaire de sa muqueuse.

Comme le repos ne réussissait pas à arrêter l'écoulement de sang et à amener le dégonflement, on appliqua des compresses imprégnées d'eau blanche ou d'une solution d'alun. En même temps on chercha à dilater le sphincter avec les dilatateurs de Hégar et par des onctions avec une pommade au tanin et à la cocaïne, à produire une décongestion de la muqueuse et à la faire rentrer dans l'urètre.

Après environ huit jours, la diminution du volume de la tumeur obtenue était telle que le prolapsus pouvait être réduit avec le dilatateur. Toutefois il se reproduisit à un faible degré après que l'on eût cessé de dilater.

Grâce à l'emploi de l'ichthyol, d'astringents et de caustiques puissants, grâce aussi à un repos obligé, la guérison entière était obtenue en huit semaines.

Comme fait étiologique important, il se trouvait que l'urètre de la jeune fille était relativement large ; de plus il y avait ceci de remarquable que la mère de l'enfant avait présenté la même affection à l'âge de 12 ou 13 ans. Chez celle-ci également, la guérison a été obtenue sans opération.

OBSERVATION XVI

Recueillie par WOHLGEMUTH ; publiée in Deutsche Medicinische Wochen-schrift, 1897, p. 717 ; rapportée par VOILLEMIN.

Enfant de 5 ans, très pâle, mais bien portante, envoyée par un collègue qui avait essayé déjà plusieurs fois en vain de lui réduire un prolapsus de l'urètre.

A relever comme anamnèse que l'enfant avait eu peu de temps auparavant une coqueluche intense et souffrait en même temps de constipation.

C'est par hasard que sa mère s'aperçut, à voir l'enfant redouter le moment d'uriner et s'efforcer de retenir son urine le plus long-temps possible, qu'elle avait une tumeur aux parties génitales.

Examen. — Hors de la vulve, entre les grandes lèvres, se présente une tumeur rouge foncé que l'on reconnaît être formée par un prolapsus total de la muqueuse urétrale. Grosse comme une cerise, la tumeur ressemblait à un col utérin. Elle était de couleur rouge foncé, légèrement ulcérée à un seul endroit, un peu saignante et très douloureuse au toucher.

La partie droite faisait plus saillie que la gauche. Une dépres-sion d'environ un demi-centimètre d'avant en arrière indiquait l'orifice externe de l'urètre. Un cathéter introduit par cette fente laissa s'écouler une urine un peu trouble, catarrhale.

Je fis coucher l'enfant pendant quelques jours et appliquer des compresses d'eau blanche sur la région malade jusqu'à ce que les ulcérations superficielles de la muqueuse aient disparu. Puis, sous le chloroforme, après une antisepsie aussi complète que possible, j'introduisis une sonde dans l'urètre, sur laquelle, avec un petit couteau du thermocautère, je fis cinq ou six raies parallèles à l'axe de la tumeur et pénétrant un peu dans l'urètre, sur toute la hauteur de la muqueuse prolabée.

Après l'opération, je fis appliquer des compresses d'eau blanche et la petite malade put uriner le soir même sans difficulté.

Après environ 14 jours, le prolapsus était rentré de moitié.

Une deuxième cautérisation fut faite de la même manière que ci-dessus et fit disparaître complètement le prolapsus. Actuellement il ne s'est pas encore reproduit et il y a de cela un an.

Le léger catarrhe vésical a disparu de lui-même.

Observation XVII

Prise dans le service de M. A. Broca et publiée par M. Blanc dans les *Annales des maladies des organes génito-urinaires*, juin 1895, p. 523.

Une fillette de 6 ans, entrée à l'hôpital Trousseau, dans la salle Giraldès, le 9 novembre 1894.

Rien d'intéressant dans ses antécédents héréditaires ou personnels. Un seul point mérite d'être noté, c'est l'existence d'une vulvite légère, avec urétrite probable, en voie de guérison, mais paraissant avoir été nettement caractérisée, autant qu'on peut en juger d'après les renseignements fournis par la mère.

La connaissance du prolapsus remonte à une huitaine de jours. En faisant la toilette de l'enfant, la mère fut tout étonnée de voir au niveau de la vulve une tumeur rouge sombre et saignante. Un pharmacien consulté déclara que l'enfant avait été violée. Le diagnostic de viol fut également porté par le médecin de la famille. Un deuxième médecin, commis par le parquet, reconnaît qu'il ne s'agit nullement d'un viol, et, sans se prononcer, conseille d'amener la fillette à Paris.

A l'hôpital Trousseau, un premier examen rapide est fait à la consultation ; mais l'enfant se débat, cela plus par appréhension qu'à cause de la douleur et nous devons lui donner quelques gouttes de bromure d'éthyle. Voici ce que nous pouvons alors constater.

Une tumeur, grosse comme une noix, remplit la vulve. De couleur rouge sombre, presque noirâtre, avec çà et là de véritables plaques grisâtres, de teinte sphacélique, elle paraît sessile ; mais en y regardant de plus près, il est facile de voir qu'elle est pédiculée. Si l'on cherche à faire le tour de la tumeur, on s'aperçoit que son pédicule large est situé en arrière et au-dessous du clitoris, au-dessus du vagin qui d'ailleurs est absolument intact et normal. En aucun point sur le pourtour de la tumeur on ne trouve l'orifice de l'urètre. A peu près à son centre existe une dépression arrondie, qui n'est autre chose que le méat, et par laquelle une sonde introduite pénètre jusque dans la vessie.

Cette tumeur saigne facilement au moindre contact pendant l'exploration ; la vulve et la face interne des cuisses sont tachées de sang ; elle n'est que très peu réductible. Les parents interrogés nous apprennent que la fillette n'accusait que peu de douleur.

La miction se fait normalement sans souffrance, sans difficultés, par l'orifice situé au centre de la tumeur.

Le diagnostic porté est prolapsus de la muqueuse urétrale. Le traitement fut le suivant : antisepsie rigoureuse de la vulve et du vagin ; cautérisation tous les trois jours au nitrate d'argent. Sous l'influence de ce traitement on voit peu à peu la tumeur diminuer de volume et arriver à n'être pas plus grosse qu'une noisette. Mais dès ce moment et malgré les cautérisations, aucune amélioration n'est obtenue ; ce que voyant, M. Broca se décide à l'excision.

27 *décembre*. Opération. Chloroforme. Malade dans la position de la taille périnéale. Excision circulaire au bistouri de la muqueuse prolabée qui saigne à peine ; on place des pinces sur le bout supérieur et après ablation de la masse prolabée on suture à la soie, cinq fils suffisent. Réunion parfaite sans sonde à demeure et guérison au dixième jour.

Le fragment de muqueuse enlevé a été examiné au labora-

toire d'histologie du collège de France par notre collègue et ami
J. Joly, qui nous a remis la note suivante :

« A la périphérie de la coupe on voit un revêtement formé
par un épithélium stratifié analogue à celui de la muqueuse du
méat et qui paraît normal. La masse même est formée par un
tissu conjonctif fibrillaire, au milieu duquel se trouvent un petit
nombre de cellules conjonctives, mais qui, vers l'extrémité libre
du fragment, est infiltré de cellules rondes assez nombreuses,
sans prédominance autour des vaisseaux. Au milieu de ce tissu
conjonctif se trouvent encore de nombreux capillaires à parois
embryonnaires ; en quelques points les vaisseaux ont la structure
de fines artérioles. Ces vaisseaux, sur les coupes, prennent
parfois des apparences contournées : dilatés sur certains points ils
rappellent un peu le tissu angiomateux. »

OBSERVATION XVIII

Prise dans le service de M. A. BROCA et publiée par M. BLANC dans les
Annales des maladies des organes génito-urinaires, juin 1895,
p. 535.

Fillette de 7 ans, entrée à l'hôpital Trousseau le 24 novembre
1894.

Née de parents bien portants et dont les antécédents ne présentent rien à relever, elle n'a elle-même à son actif que des
bronchites répétées.

Quatre jours auparavant, la mère, en la nettoyant, s'aperçoit
que l'enfant porte, au niveau de la vulve, une tumeur qui saigne
facilement et tache largement la chemise. C'est surtout l'hémorragie qui effraye la mère et elle se présente à la consultation
pour faire examiner sa fille qui, dit-elle, perd comme une
femme.

L'examen, assez facile, l'enfant ne paraissant pas souffrir,
permet de constater les mêmes symptômes que nous avons
décrits dans l'observation précédente. La tumeur est un peu plus

petite, de la grosseur d'une noisette, saillante entre le clitoris et le vagin, avec cela même aspect rouge sombre, et, sur certains points, marbrée de plaques grisâtres ulcérées. Le moindre contact provoque un suintement sanguin qui, plus d'une fois, a été assez abondant pour simuler une véritable perte.

Un autre détail donné par la mère prêtait à confusion, c'est que la fillette saignait en urinant, phénomène simulant une hématurie et s'expliquant facilement par les frottements de la muqueuse prolabée au moment de la miction. Celle-ci, comme dans le cas qui précède, se faisait d'une façon normale, sans douleur.

En résumé, symptomatologie absolument calquée sur celle de l'observation précédente. Le même diagnostic fut porté, le même traitement fut institué et les résultats de l'opération, comme de l'examen histologique, ont été identiques.

Observation XIX

Observation de M. Broca rapportée dans les *Ann. de gynécol. et d'obstét.*, 1896, p. 212.

Le 12 *février* 1896, on m'a présenté à la consultation de l'hôpital Trousseau une enfant de 6 ans, souffrant depuis trois jours de pertes de sang par la vulve. Il y avait un suintement léger mais continu ; à la fin de la journée la chemise était tachée comme celle d'une femme, et pour une fille de six ans cela parut anormal à la mère, qui vint consulter à l'hôpital.

L'interrogatoire ne nous a révélé aucun antécédent héréditaire digne d'être noté. Il nous a appris, et ce renseignement étiologique est de quelque importance, que l'hémorragie a débuté le jour où l'enfant s'est levée pour la première fois après un séjour de quinze jours au lit pour une bronchite accompagnée de fortes quintes de toux.

Immédiatement j'ai examiné devant vous la région vulvaire et je vous ai fait constater que tout y était d'apparence normal, sauf le méat urétral. Là vous avez pu voir quelques traces de sang sur un petit bourrelet rouge à peine saillant, ressemblant à une muqueuse enflammée. C'en était une, en effet, et sans qu'il y ait besoin de nous attarder à une discussion oiseuse de diagnostic différentiel, cette constatation a suffi pour vous prouver, avec évidence, que le sang était fourni par un prolapsus léger de la muqueuse urétrale.

Le résultat de la thérapeutique a vite confirmé cette opinion : mon interne, M. Weil, a, sur mes indications, cautérisé trois jours de suite le bourrelet saillant avec une solution de nitrate d'argent à 1 pour 50 ; dès le premier attouchement, l'hémorragie a cessé et, au bout de trois jours, tout était terminé.

OBSERVATION XX

Observation du Dr SINGER. *Monatschrift für Leburt und Gyn.*, 1898.

Fillette âgée de 11 ans, anémique. Depuis six semaines douleurs cuisantes au moment de la miction.

A l'examen de la vulve on constate la présence d'un prolapsus de la muqueuse urétrale du volume d'un haricot, circulaire ; l'orifice de l'urètre est dilaté.

On fait une excision circulaire du prolapsus. Guérison au bout de six jours. (Rapportée dans la thèse de Mlle Rechniewska, 1890-1900.)

OBSERVATION XXI

Du même.

Enfant âgée de 8 ans.

Prolapsus circulaire du volume d'un pois. Le premier symptôme qui attira l'attention de la mère fut, il y a deux mois, l'apparition de taches de sang sur la chemise.

Traitement : excision circulaire du prolapsus. Guérison après quelques jours.

(Rapportée dans la thèse de Mlle Rechniewska. Paris, 1899-1900.)

Observation XXII

Sipila. *Finska lakacesallskapets Handlingar*, vol. XL, Helsingfors, 1898, 2 cas observés chez les enfants rapportés par Mlle Rechniewska.

1° Fillette de 10 ans, normalement développée, jouissant d'une bonne santé.

Il y a deux ans on remarque chez elle une tumeur située tout près de l'orifice de l'urètre, de couleur rouge et de consistance ferme.

Cette tumeur, assez développée, présentant environ la grosseur d'un pois, a commencé à s'accroître subitement depuis une semaine et à sécréter un liquide sanguinolent.

En même temps l'enfant commence à souffrir pendant la miction qui devient fréquente.

Observation XXIII

2° Enfant âgée de 10 ans. Pâle, de constitution faible, présentant une cyphose de la colonne dorsale. Tousse souvent. Présente au niveau de l'orifice urétral, une tumeur qu'on reconnaît être un prolapsus de la muqueuse de l'urètre. Ce prolapsus s'est produit pendant la nuit, subitement, sans cause connue.

L'examen microscopique de la tumeur démontre qu'il s'agit d'un angiome à structure type.

Observation XXIV

Publiée par le Dr P. Puech, professeur agrégé à la Faculté de médecine, et M. Puig. Ametler, interne des hôpitaux de Montpellier, *Gazette des hôpitaux*, 8 novembre 1898.

Eugénie M..., âgée de 6 ans, entre le 31 juillet 1898, dans le service de la clinique chirurgicale des enfants, dirigé par M. le Pr Estor, pour un mal de Pott lombaire, sans complications médullaires, ni suppuration. Un corset de Sayre a été déjà appliqué.

Antécédents héréditaires. — Le père est mort de tuberculose pulmonaire. La mère, affectée d'une luxation congénitale de la hanche, jouit d'une bonne santé. De deux frères l'un est mort à l'âge de 1 mois, l'autre est bien portant.

Antécédents personnels. — Rougeole à l'âge de 4 ans. Dans la première enfance, la malade a présenté un prolapsus de la muqueuse rectale, aujourd'hui complètement disparu. Il y a deux ans environ, elle a été soignée pendant longtemps à la clinique médicale des enfants pour une urétro-vulvite avec écoulement fétide et abondant.

Maladie actuelle. — L'enfant pâle et maigre est d'apparence chétive. Depuis un mois, elle se plaint de douleurs à la vulve et tache de sang sa chemise. Elle n'accuse pas de troubles de la miction.

Le 25 *août,* l'enfant est soumise à l'examen de M. le Pr agrégé Puech, qui remplace M. Estor. En plaçant la petite malade dans la position de la taille périnéale, on aperçoit aussitôt, faisant saillie au-devant des petites lèvres et cachant l'orifice vaginal, une tumeur de forme ovalaire, dont le grand axe correspond à celui de la vulve et dont le volume atteint celui d'une demi-noix. De couleur rouge foncé, la tumeur présente en son milieu un orifice très dilaté, au pourtour duquel la coloration est violacée, en certains points même noirâtre. Elle apparaît largement pédiculée au-dessous du clitoris ; dans le sillon qui la sépare de ce dernier organe se voient trois petits orifices diverticulaires, dans lesquelles un fin stylet introduit est vite arrêté.

En soulevant la tumeur en haut, vers le clitoris, on met à nu l'orifice vaginal bordé d'un hymen en croissant : un cathéter utérin pénétrant par cet orifice s'enfonce à 5 centimètres et demi. La tumeur, dont la consistance est un peu plus molle que celle du lobule du nez, est irréductible.

On termine l'exploration par l'introduction d'une petite sonde de femme dans l'orifice dilaté qui occupe le centre de la tumeur, ce qui amène aussitôt l'écoulement d'une certaine quantité d'urine.

Le diagnostic de prolapsus de la muqueuse urétrale s'imposait. En raison du volume de la tumeur et de son irréductibilité, M. Puech se décide d'emblée pour l'excision, qui est pratiquée trois jours plus tard. En attendant l'opération on fait des lavages fréquents de la vulve et on maintient en permanence sur la tumeur des compresses trempées dans une solution antiseptique.

Après anesthésie par l'éther et asepsie soigneuse de la région génito-urinaire, la malade, ayant été mise dans la position de la taille périnéale, l'opération fut exécutée le 29 août de la façon suivante : avec une aiguille droite de couturière, traversant à son point d'implantation la tumeur légèrement tendue par une pince, un premier fil de soie est placé suivant une direction antéro-postérieure, parallèle au grand axe de la tumeur; de la même façon, un second fil est conduit perpendiculairement au premier, à l'aide d'une aiguille traversant la tumeur suivant son petit axe. L'intersection des deux fils disposés en croix à la base de la tumeur se trouve ainsi au centre du canal de l'urètre. Un peu au-devant des fils la tumeur est alors rapidement excisée au bistouri.

Avec une pince on attire hors de l'urètre la portion médiane de chacun des fils, ce qui détermine la formation de deux anses; en sectionnant ces deux anses, on obtient quatre fils qui se trouvent placés aux quatre points cardinaux et qu'il ne reste plus qu'à lier pour bien affronter la lèvre supérieure à la lèvre inférieure de la muqueuse excisée. Comme un peu de sang coule à la partie supérieure gauche, on place en ce point un cinquième point de suture.

Une sonde à demeure est mise dans l'urètre. Dans la journée, l'urine qui s'échappe de la sonde est légèrement teintée de sang.

Le 30 *août* l'urine sort claire. Pas de fièvre. L'enfant ne se plaint que lorsque l'on touche la sonde.

Le 1ᵉʳ *septembre,* on supprime la sonde. La miction s'opère facilement et sans douleur. L'urine est claire.

Le 3 *septembre,* les fils sont enlevés. Un petit point, où la réunion par première intention a manqué, est touché au nitrate d'argent. Le 8 septembre, la guérison était complète. Quand, à la fin du mois, la fillette a quitté le service, vulve et méat urinaire avaient leur aspect normal.

OBSERVATION XXV

Recueillie par Mossop ; publiée in *British medical Journal,* 1ᵉʳ octobre 1898 ; analysée comme suit dans les *Archives de médecine des enfants,* 1899, p. 490.

Une fille de 9 ans, bien nourrie, se plaignait de mictions fréquentes et douloureuses avec hémorragies depuis deux ou trois semaines. Elle n'avait jamais souffert de toux, vers ou constipation.

A l'examen, on voyait une tumeur arrondie, du volume d'une cerise, rouge foncé, autour de l'orifice urétral. Le méat était situé au centre. La tumeur, très sensible au toucher, saignait un peu. Elle était réductible à l'aide d'un petit tampon de coton maintenu par une pince ; mais aussitôt que la pression cessait, elle se reproduisait.

Des solutions astringentes ramollirent la grosseur, la rendirent plus petite, moins turgescente. Le cathétérisme montra qu'il n'y avait pas de calcul vésical.

Sous le chloroforme, Mossop enleva une portion elliptique de chaque côté du méat et fit une ligature. Pas de dysurie, pas de douleurs, moins d'envies d'uriner. Au bout de trois semaines, guérison complète.

OBSERVATION XXVI

Observation de HOLLANDER, rapportée dans la *Thèse* de CABROL, Montpellier, 1899.

Chez une enfant de 11 ans, dont la santé était d'ailleurs

bonne, était apparue dans les dernières semaines une tumeur émergeant de la fente vulvaire.

Cette tumeur obligeait l'enfant à marcher les jambes écartées et à porter constamment son attention du côté de ses organes génitaux.

L'examen attentif de cette tumeur, grosse et rouge comme une cerise, montra qu'il s'agissait de l'urètre fortement prolabé et en ectropion.

On n'a pu déterminer aucun élément étiologique ; les polypes de l'urètre et les calculs vésicaux notamment faisaient défaut. L'enfant ne présentait qu'une faiblesse du revêtement cutané, en sorte que la vulve et l'anus étaient largement ouverts dans la position sur les genoux et les coudes.

On ne trouvait pas les traces de traumatisme, ni d'inflammation.

On fit avec le Paquelin, sur une sonde en verre, plusieurs traits dans toute l'épaisseur de la paroi urétrale prolabée et dans une direction radiaire. La guérison se fit par une cicatrisation consécutive assez prompte.

(Zeitschr. f. Geb. u. Gynak., Stuttg., 1896, XXXIV, 129.)

Observation XXVII

Observation de Koucheff N., rapportée par Cabrol.

Le 8 septembre 1895, à l'hôpital du zemstvo Pierre, est entrée une fille d'origine mordvine (Mordva, peuplade habitant l'Est de la Russie d'Europe).

La cause de son entrée à l'hôpital fut une miction difficile et douloureuse et un gonflement assez notable des parties génitales. Le gonflement, d'après les dires des parents, parut subitement il y a une dizaine de jours ; auparavant la fillette se portait bien et n'avait aucun trouble de la miction.

La malade est âgée de 12 ans, maigre et anémique ; pas de syphilis ; pas de scrofulose ; température normale ; pas de toux.

A la région de l'orifice urétral, en arrière du clitoris, on

constate une tuméfaction arrondie de la grosseur d'une pomme
de Chine, un peu rétrécie à sa base. Cette tumeur fait saillie
entre les grandes lèvres, sur la ligne médiane ; derrière elle se
trouvent l'hymen et l'anus. La tumeur est molle, rougeâtre ; sa
surface, légèrement mamelonnée, est couverte, en haut, d'un
enduit de couleur gris sale.

Presque au centre de la tumeur, on voit une excavation à
contours irréguliers qui mène, comme l'a montré l'exploration
avec le cathéter, dans la vessie. L'urine éliminée est transparente.
On n'a pas trouvé de calcul dans la vessie. Au toucher et à la
pression, la muqueuse saigne légèrement.

Comme la muqueuse urétrale prolabée était couverte d'un
enduit, je n'ai pas essayé de la refouler. Pour la même cause, je
n'ai pas cru devoir recourir à une intervention chirurgicale.
Tout mon traitement se bornait à faire des lavages avec une solution d'acide borique à 2 pour 100 et à badigeonner avec une
solution glycérinée d'acide pyrogallique.

Sous l'influence de ce traitement, l'enduit disparaît bientôt,
la tumeur a graduellement diminué de volume et, au moment où
la malade quittait l'hôpital, il ne subsistait qu'un très petit prolapsus. Les troubles de la miction disparaissaient aussi.

OBSERVATION XXVIII

Observation de SAVANEWSKY, *Société de pédiatrie de Moscou*, 4-16 décembre 1896, rapportée par CABROL.

Le 30 octobre 1896 fut admise à l'hôpital Sainte-Olga une
fillette âgée de 6 ans, ayant entre les grandes lèvres une tumeur,
faisant saillie au dehors.

Le père de la malade est mort, il y a quatre ans, à la suite
d'une affection chronique de la gorge. La mère, d'une constitution faible, se plaint de la toux et d'une douleur siégeant sur les
côtés. La malade a un frère, d'une année plus âgé qu'elle, qui se
porte bien.

Dès les premiers temps de sa vie, elle eut une pneumonie, puis à 2 ans la rougeole. D'une constitution assez forte, bien nourrie, elle pèse 18 kilogrammes. Rien de particulier du côté des organes internes.

A l'inspection des organes génitaux, nous constatons une petite tumeur, de couleur rouge, faisant saillie dans la fente vulvaire, séparant les grandes lèvres.

Quand on écarte les deux lèvres, la tumeur se présente sous la forme de deux crêtes parallèles de couleur rouge à reflet bleuâtre. La crête gauche est un peu plus grande que la droite. Le diamètre longitudinal de toute la tumeur mesure 1 centimètre. Elle n'est pas plus grande qu'une fève ordinaire. En soulevant le bout inférieur de la tumeur, nous voyons l'hymen d'un rose pâle et tout le reste de la muqueuse vulvaire.

Entre les deux crêtes, il existe une petite fente à bords inégaux ; le cathéter introduit dans cette fente arrive sans difficulté aucune dans la vessie, d'où s'écoule une urine claire. La malade urine facilement, sans douleur, en trois ou quatre fois, 700 à 900 centimètres cubes par 24 heures d'une urine normale. On y trouve seulement au microscope quelques globules blancs. Pas de sécrétion vaginale.

La maladie débuta un mois et demi avant l'entrée à l'hôpital. Ce début fut brusque : sans cause connue, une hémorragie assez forte se produisit par les organes génitaux. Cette hémorragie dura cinq jours, puis disparut et ne se renouvela pas. La mère remarqua la présence d'une tumeur rouge, s'effraya et amena sa fille à l'hôpital.

Le 11 *novembre*, on pratiqua l'opération, après anesthésie chloroformique. A travers l'épaisseur des crêtes, on fit passer quatre ligatures à fil de soie ; toute la partie qui se trouvait au-dessous de ces ligatures fut réséquée avec des ciseaux. L'hémorragie fut peu considérable. Les fils noués, la petite plaie fut saupoudrée d'iodoforme et on plaça dans la fente vulvaire un tampon de gaze iodoformée.

Pas de fièvre après l'opération. La malade urinait seule et ne

se plaignait pas de douleur pendant la miction. Vers le cinquième
jour, les fils tombèrent d'eux-mêmes, la petite plaie fut cauté-
risée avec le nitrate d'argent.

Le huitième jour après l'opération, on permit à la malade de
se lever. Le résultat opératoire est tout à fait satisfaisant.

Observation XXIX

Rapportée par Cabrol.

Fillette, âgée de 11 ans, pâle, de constitution faible et de
taille petite pour son âge

Sa mère demandait des explications sur la nature d'écoulements sanguins qui se faisaient par les organes génitaux.

Depuis quelque temps, sans douleurs réelles, étaient apparues,
surtout après une longue course, des pertes de sang irrégulières.
L'enfant n'accusait jamais de douleur au moment des mictions,
pas d'efforts pour l'expulsion de l'urine, jamais d'écoulement
muqueux ou purulent du vagin.

L'examen des organes génitaux révéla l'existence d'une éle-
vure rouge sombre, située au niveau du méat urétral, saignant
facilement, molle, de la grosseur d'un haricot, émergeant surtout
à gauche et en bas du méat.

Comme on ne pouvait se livrer à un examen plus minutieux
à cause de la résistance de l'enfant j'ordonnai en attendant mieux
des cataplasmes avec une solution de tanin. Je croyais tout
d'abord qu'il s'agissait d'un néoplasme.

Comme la tumeur ne diminuait pas les jours suivants et que
les hémorragies continuaient, j'entrepris le 26 avril un examen
sous le chloroforme, avec l'intention d'enlever d'une façon quel-
conque la tumeur saignante.

Je vis alors que celle-ci était constituée par la muqueuse urétrale prolabée. Au milieu de la tumeur, la sonde pénétrait facilement dans l'urètre de largeur normale. La paroi gauche du canal
était plus prolabée que la paroi droite.

Comme il s'agissait d'un prolapsus relativement petit, je touchai la tumeur avec des cautères fins ; j'ordonnai des compresses avec de l'eau blanche et j'eus le plaisir, après un temps court, de voir la fillette complètement rétablie. Pendant les deux premiers jours seulement il y eut une sensation de brûlure au moment des mictions.

Il n'y a pas eu de récidive.

Observation XXX

Rapportée par Cabrol.

Fillette de 10 ans, bien portante et bien développée pour son âge.

Sans qu'elle ait accusé auparavant de gêne au moment des mictions, elle se plaignit d'écoulements sanguins des organes génitaux apparus brusquement le 27 août 1888.

Un médecin appelé le soir même trouva, comme source de cet écoulement, une tumeur rouge aux parties génitales. Il ordonna des compresses avec de l'eau blanche et m'avertit pour que je voie la malade le 27 août.

Entre le clitoris et l'ouverture du vagin, il y avait un bourrelet rouge foncé, de la grosseur d'une petite noix, mou, saignant facilement, pas très douloureux. Il représentait un cylindre creux conduisant dans l'urètre. Celui-ci était considérablement élargi, tellement qu'on pouvait y introduire sans difficulté le petit doigt.

Nous nous trouvions en présence d'un cas de prolapsus assez prononcé de la muqueuse de l'urètre.

On ne put trouver de cause à cette dilatation considérable de l'urètre ; la mère, qui surveillait attentivement l'enfant, récusait avec certitude la masturbation.

Le lendemain, je remis facilement en place, sans le chloroforme, la muqueuse prolabée ; mais, sous le moindre effort, elle ressortait de nouveau.

Avant de me décider à l'enlever, je voulais essayer d'amoindrir le calibre de l'urètre, espérant qu'alors la muqueuse remise en place et rétractée resterait dans la bonne position. Sans réveiller la malade, je fis passer obliquement, à peu près à la limite du tiers inférieur de l'ouverture urétrale, un fil de catgut que je liai. Le prolapsus était ainsi convenablement maintenu. Les jours suivants la partie inférieure de l'urètre fut encore touchée avec une solution de nitrate d'argent à 2 pour 100 et la guérison devint complète. Jusqu'à aujourd'hui la guérison s'est maintenue.

OBSERVATION XXXI

Rapportée par CABROL.

Fillette de 10 ans, faible, anémique, nerveuse.

A la fin d'août 1889, apparurent chez elle des pertes de sang par les organes génitaux. Le médecin de la famille trouva comme origine de l'hémorragie une tumeur grosse environ comme une noisette, rouge, molle, apparaissant à la partie extérieure des organes génitaux. Cette tumeur lui fit soupçonner l'existence d'un néoplasme malin. On appliqua pendant assez longtemps des compresses astringentes, et quelquefois des cautérisations très douloureuses avec du nitrate d'argent. Comme après 6 mois l'état de la tumeur ne s'était pas modifié, on me présenta la petite malade le 5 octobre.

Sous le chloroforme, administré à cause de l'extrême sensibilité de la malade, je trouvai, en arrière et sous le clitoris, dans la région de l'ouverture de l'urètre, un bourrelet rouge qui se prolongeait jusque dans le vagin. En saisissant ce bourrelet avec une pince à pansement on pouvait faire sortir son extrémité inférieure, et je vis alors une tumeur polypoïde longue de 2 centimètres, rouge, saignant facilement. Un examen plus minutieux montra l'existence dans cette tumeur d'un canal présentant une ouverture à son extrémité inférieure, ouverture par laquelle on pouvait faire pénétrer la sonde dans l'urètre qui là était élargi.

Dans ce cas il ne s'agissait pas non plus d'un néoplasme, mais d'un prolapsus assez étendu de la muqueuse urétrale.

Les tentatives de réduction ne donnèrent aucun résultat. Comme le but principal était d'épargner de nouvelles hémorragies à cette enfant déjà très affaiblie, je décidai l'extirpation de la muqueuse prolabée. Je l'incisai circulairement au niveau de l'ouverture urétrale initiale et je réunis la muqueuse qui restait avec les tissus avoisinant le méat par six points de suture au catgut fin. Je projetai de l'iodoforme sur la plaie et je pansai avec de l'ouate au sublimé.

Le premier et le second jours qui suivirent l'opération on dut évacuer l'urine avec la sonde. Le soir du troisième jour la malade urina spontanément sans douleur ; l'urine fut légèrement teintée de rouge jusqu'au quatrième jour. L'état général fut absolument satisfaisant. La guérison se fit normalement ; le prolapsus ne s'est plus reproduit.

Observation XXXII

Le Dr Heinricius (*Jahrb. f. Kind.*, 1889) a vu chez une fillette de 12 mois une tumeur faisant saillie à la vulve ; depuis l'apparition de cette grosseur l'urine coulait goutte à goutte.

Au milieu de la fongosité se voyait un orifice qui conduisait dans la vessie.

La tumeur était réductible.

Les cautérisations ayant échoué, on l'extirpa avec le thermocautère.

Observation XXXIII

Grœfe (*Centr. f. Gynœk.*, 1892) a vu une grosseur polypiforme, à l'orifice urétral d'une fille de 8 ans. Cette grosseur qui avait le volume d'une amande datait de six mois. Elle présentait à son tiers supérieur un orifice conduisant dans la vessie. On dut faire l'extirpation.

(Extrait du *Traité des maladies de l'enfance*, de GRANCHER, COMBY, MARFAN, t. III.)

Observation XXXIV

Observation de M. Comby, publiée dans le *Bull. de la Soc. méd. des hôp.*, 29 octobre 1896.

Une fillette de 2 ans et demi entre à la salle Blache le 23 mars 1896.

Prise de rougeole le 6 mars, elle avait été reçue au pavillon d'isolement et en était sortie le 19. Ce même jour, sa mère s'aperçut qu'elle avait des taches jaunâtres sur sa chemise et qu'elle perdait en blanc.

Le lendemain il y avait du sang et la mère effrayée nous conduisit son enfant. Des injections répétées au permanganate de potasse à 1 pour 4 000, 1 pour 2 000, puis 1 pour 1 000 firent cesser l'écoulement purulent, mais non les hémorragies vulvaires qui, sans être abondantes, ne laissaient pas que d'inquiéter un peu. D'autre part, le thermomètre dépassait tous les soirs 40° et tombait le matin à 38° et au-dessous. Cette fièvre rémittente persista pendant huit jours et ne céda définitivement qu'aux lavages répétés faits avec le permanganate de potasse à 1 pour 1 000 (1er avril).

Examinant avec soin la vulve de l'enfant, je constatai qu'il était impossible de voir l'orifice de l'urètre ; il était, en effet, dissimulé par des bourgeons charnus, friables et saignants. Au-dessous de ce bourgeonnement fongueux, l'entrée du vagin était intacte et il était facile de voir que le sang ne venait pas de ce conduit.

Il n'y avait donc pas de métrorrhagie. Je pris une sonde molle en caoutchouc et je l'introduisis au milieu du bourgeonnement signalé plus haut ; je pénétrai ainsi sans peine dans la vessie, l'urine s'écoula aussitôt par le pavillon de la sonde. En même temps, un saignement superficiel assez abondant se fit autour de la sonde, sur la vulve l'urine restant toujours claire. Il était dès lors évident que les hémorragies avaient pour point de départ l'orifice de l'urètre. Quelques cautérisations au nitrate d'argent à 1 pour 5o firent rétracter les bourgeons urétraux et l'enfant fut bientôt guérie.

Observation XXXV

Observation inédite du Dr Comby, cahier d'observ., p. 72, 1er juin 1901.

Jeune fille de 10 ans. Parents en bonne santé.

Née à terme, nourrie au sein jusqu'à 18 mois.

Diphtérie à 5 ans. Rougeole à 6 ans. De 5 à 7 ans prurigo actuellement guéri. Très constipée, elle fait de violents efforts pour aller à la garde-robe.

Depuis le samedi 23 mai, sa mère s'est aperçue qu'elle présentait à la vulve une saillie bourgeonnante ulcérée de la grosseur d'un pois. En même temps l'enfant se plaignait d'envies fréquentes d'uriner et de légères douleurs à la miction.

Le 28 *mai*, à l'examen, on constate l'existence d'un prolapsus de l'urètre. On fait une première cautérisation avec une solution de nitrate d'argent à 1 pour 100.

Le samedi 1er *juin*, nouvelle cautérisation.

Le cathétérisme a permis de constater que la partie prolabée est surtout la paroi antérieure de l'urètre.

Le 19 *juin*, cautérisation avec le crayon de nitrate d'argent. Le prolapsus diminue de volume.

Observation XXXVI

Recueillie dans le service du Dr Comby, 1902.

Jeune fille de 13 ans, entrée dans le service du Dr Comby le 6 novembre 1902.

Sa mère bien portante a seulement de temps en temps des pertes blanches.

Sa sœur, âgée de 16 ans, a eu de la leucorrhée, lorsqu'elle était plus jeune.

Elle-même née à terme, élevée au biberon à la campagne

jusqu'à 18 mois, n'a pas eu de maladie antérieure aux accidents pour lesquels elle entre à l'hôpital des Enfants.

En 1901, elle a commencé à avoir des pertes blanches ; ces pertes abondantes n'étaient pas accompagnées de douleurs de la miction, ni d'écoulement sanguin par la vulve. Après un traitement par les injections vaginales et les lavages vulvaires, elle fut à peu près guérie pendant quelques mois, puis les pertes réapparurent aussi abondantes que précédemment.

Au mois de mai 1902 elle est placée comme apprentie couturière. Elle ne reste qu'exceptionnellement à l'atelier ; pendant toute la journée, de 8 heures le matin à 7 heures le soir, elle fait des courses dans Paris. Quand elle a beaucoup marché et surtout pendant les journées très chaudes, elle éprouve à la vulve de vives douleurs de cuisson.

A la fin du mois de juin on s'aperçoit qu'avec sa leucorrhée elle perd du sang et que sa chemise est tachée de sang. On croit qu'elle commence à avoir ses règles. Le suintement de sang se produit surtout pendant la marche, après une longue course et dans la station assise ; il ne se produit pas au lit, la nuit.

Tourmentée par ces pertes blanches et rouges surtout, sa mère l'envoie passer à la campagne les mois de juillet et août. Là elle marche peu ; son linge est encore taché en blanc, mais n'est plus marqué de taches de sang. Elle rend un lombric dans ses matières.

Trois jours après sa rentrée à Paris elle reprend ses courses en ville ; le sang recommence à suinter pour apparaître bientôt aussi abondant qu'auparavant. Elle entre enfin à l'hôpital. Dès son entrée on la maintient au lit durant toute la journée et depuis on n'a pas constaté d'écoulement sanguin par la vulve. A noter une constipation continuelle occasionnant des efforts de défécation.

A l'examen de l'enfant on constate qu'elle est assez forte, assez corpulente. Les cheveux rouges, la figure couverte de taches de lentigo, elle a le teint légèrement pâle, l'aspect général un peu mou et endormi.

En découvrant la vulve on aperçoit un écoulement muco-purulent qui suinte entre les grandes lèvres. Les grandes lèvres écartées, la muqueuse vulvaire couverte d'un muco-pus abondant paraît rouge et tuméfiée. Au-dessus de l'hymen proémine une partie rouge, arrondie, marquée d'une strie de sang ; cette saillie charnue occupe la place du méat et masque l'entrée de l'urètre. Avec une sonde molle on pénètre dans cette tumeur, dans l'urètre et dans la vessie d'où l'urine s'écoule normale. Le cathétérisme se fait sans douleur et sans déterminer le saignement du bourrelet circulaire un peu saillant qui entoure la sonde à l'entrée de l'urètre.

Il s'agit donc de vulvo-vaginite compliquée d'hémorragie vulvaire, conséquence d'un prolapsus de la muqueuse de l'urètre.

Traitement. — Repos au lit, chaque jour injection avec une solution de permanganate à 1 pour 1 000. Sur la vulve, compresses imbibées d'une solution d'oxycyanure de mercure. Cautérisations du prolapsus avec une solution de nitrate d'argent à 1 pour 50.

10 *décembre.* — Pas d'écoulement de sang depuis son entrée. Amélioration notable de la vulvo-vaginite. Diminution de volume du prolapsus. Légère angine herpétique. Température à 38°.

11 *décembre.* — Température à 38°,9. Rend un lombric par la bouche.

18 *décembre.* — Vulvo-vaginite paraît guérie. Le méat urinaire a repris son aspect normal, sauf encore en arrière où il reste un peu saillant. L'enfant sort de l'hôpital.

CONCLUSIONS

Le prolapsus de la muqueuse de l'urètre chez la femme n'est pas une affection rare. Dans les deux tiers des cas on le rencontre chez des petites filles de 1 à 15 ans.

L'existence d'une couche conjonctive lâche entre la tunique muqueuse et les tuniques musculaires permet de comprendre que le glissement de la muqueuse puisse se produire.

A la production de cet accident semble concourir trois facteurs principaux :

1° L'affaiblissement des tissus (convalescence de maladies aiguës ; maladies chroniques et cachectisantes, tuberculose ; état constitutionnel défectueux) ;

2° L'inflammation, blennorrhagique ou non, de la vulve et de l'urètre ;

3° L'effort capable d'augmenter la pression abdominale (toux, efforts de défécation et de miction).

La hernie de la muqueuse urétrale à travers le méat ou la simple tuméfaction de l'extrémité inférieure du canal se présentent avec des caractères assez nets pour ne point prêter longtemps à confusion.

Une tumeur rouge, longuement pédiculée, qui présente sur son point culminant le méat urinaire, et qui forme bourrelet tout autour de la sonde introduite dans l'urètre ne saurait guère être confondue avec d'autres tumeurs du conduit urinaire ou de la vulve.

Le pronostic de cette affection en elle-même est très bénin.

Il emprunte seulement un certain caractère de gravité à l'état général mauvais dont le prolapsus peut dépendre.

Le traitement médical par le repos, les applications astringentes ou caustiques, ou par la réduction simple doit être appliqué au début de l'affection et si elle est peu accusée.

Le traitement chirurgical par excision de la muqueuse prolabée s'adresse aux cas graves et anciens.

Ces deux modes de traitement ont fourni autant de guérisons que de cas traités.

BIBLIOGRAPHIE

MORGAGNI. — De sedibus et causis morborum, t. III, Epist. L, n° 51.

GUERSANT. — *Gazette des hôp.*, 1841.

TAVIGNOT. — *Examinateur médical*, 1842, p. 73 et 85.

PATRON. — *Archives générales de méd.*, 1857, n° 10.

HENRY. — Polypes de l'urètre chez la femme. *Thèse*, Paris, 1858.

MALLEZ. — *Gazette des hôp.*, 1860.

GUERSANT. — *Bulletin de thérap.*, 1866.

LEMOINE. — Tumeurs hypertrophiques de l'urètre chez la femme. *Thèse*, Paris, 1866.

DOLLEZ. — Polypes de l'urètre chez la femme. *Thèse*, Paris, 1866.

THÉVENON. — Polypes de l'urètre chez la femme. *Thèse*, Paris, 1869.

DUPIN. — Végétations hémorroïdales de l'urètre chez la femme. *Thèse*, Paris, 1873.

GARNIER-MOUTON. — Tumeurs hypertrophiques et vasculaires de l'urètre féminin. *Thèse*, Paris, 1876.

FLEYSSAC. — De quelques tumeurs de l'urètre chez la femme et principalement des tumeurs hémorroïdales. *Thèse*, Paris, 1879.

BRINON. — Contribution à l'étude de l'urétrocèle vaginale. *Thèse*, Paris, 1887-88.

PIED-PREMIER. — Urétrocèle vaginale. *Thèse*, Paris, 1887-88.

MORAND et RICHARD. — *France médicale*, 1888.

Villar. — Prolapsus de la muqueuse urétrale. *France médicale,* 1888.

Jondeau. — Tumeurs vasculaires polypoïdes du méat urinaire. *Thèse,* Paris, 1888-89.

Kleinwachter. — Mémoire sur le prolapsus de l'urètre, 1891.

Cuzzi et Resinelli. — *Morgagni,* décembre 1894.

P. Giulini. — *Münchener med. Wochenschrift,* n° 35, 1894.

Th. Bryant. — *Lancet,* vol. I, 1894 et *British med. Journal,* vol. I, p. 1021.

Vary ou Farvacque. — Hernie de la vessie à travers l'urètre. *Thèse,* Bordeaux, 1894-95.

Henri Blanc. — Prolapsus de la muqueuse de l'urètre chez la femme et en particulier chez la petite fille. *Annales des mal. des organes génito-urinaires,* juin 1895, p. 523, 537.

A. Broca. — *Annales de gynécologie et d'obstétrique,* mars 1896, p. 213.

Pourtier. — Prolapsus de la muqueuse de l'urètre chez la femme. *Thèse,* Paris, 1895-96.

Comby. — Communication à la Société médicale des hôpitaux, 23 octobre 1896. Voir *Bulletin de la Société méd. des hôp.,* 29 octobre 1896.

Jourassowsky. — *Société de gynécologie et d'obstétrique de Moscou,* 1896.

Hollander. — *Berliner klin. Wochenschrift,* n° 8, 1896.

Kusheff. — *Vrach.* Saint-Pétersbourg, 1896.

Repiton-Préneuf. — Polype de l'urètre chez la femme, 1896-97.

Wohlgemuth. — *Deutsche med. Wochenschrift,* 1897, p. 717.

Labadie-Lagrave et Legueu. — Traité médico-chirurgical de gynécologie, 1898, p. 802-810.

Savanewsky. — *Société de pédiatrie de Moscou,* janvier 1897. Analyse in *Archives de médecine des enfants,* 1898, p. 618.

Puech et Ametler. — *Gazette des hôp.,* 8 novembre 1898.

Isaac Mossop. — Ectropion of the female urethra. *British med. Journal,* II, p. 988, 1er octobre 1898. Analyse in *Archives de médecine des enfants,* 1899, p. 490.

Cabrol. — Prolapsus de la muqueuse urétrale chez la femme. *Thèse*, Montpellier, 1898-99.

Voillemin. — Prolapsus de la muqueuse de l'urètre chez la femme. *Thèse*, Paris, 1898-99.

Singer. — *Monatschr. f. Geburtsh. Gynæk.* Berlin, 1898, VIII, p. 373.

Rechniewska. — Prolapsus de la muqueuse urétrale chez la femme, 1899-1900.

A. Broca. — Leçons cliniques de chirurgie infantile. Leçon 34, p. 468, 1902.

Tillaux. — Anatomie topographique, p. 896.

Testut. — Anatomie.

Poirier-Rieffel. — Anatomie.

Duplay et Reclus. — Traité de chirurgie. Article de Michaux. Tumeurs polypoïdes du méat et de l'urètre chez la femme.

Grancher, Comby, Marfan. — Traité des maladies de l'enfance, t. III, p. 554. Article de Comby : Hémorragies vulvaires.

Forgue. — Manuel de pathologie externe, t. II, p. 763.

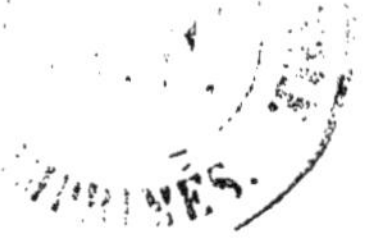